RECETTES *simplement* VÉGÉTARIENNES

Catalogage avant publication de Bibliothèque et Archives Canada

O'Reilly, Moïra

Recettes simplement végétariennes

2e édition

(Collection Alimentation)

ISBN : 2-7640-0886-4

1. Cuisine végétarienne. 2. Cuisine santé. 3. Régimes hypolipidiques – Recettes. I. Titre. II. Collection.

TX837.O63 2004 641.5'636 C2004-941266-3

LES ÉDITIONS QUEBECOR
7, chemin Bates
Outremont (Québec)
H2V 4V7
Tél. : (514) 270-1746
www.quebecoreditions.com

Éditeur : Jacques Simard
Coordonnatrice de la production : Dianne Rioux
Conception de la couverture : Bernard Langlois
Illustration de la couverture : Wonderfile
Révision : Francine St-Jean
Correction d'épreuves : Jocelyne Cormier
Infographie : Composition Monika, Québec

Nous reconnaissons l'aide financière du gouvernement du Canada par l'entremise du Programme d'Aide au Développement de l'Industrie de l'Édition pour nos activités d'édition.

Gouvernement du Québec – Programme de crédit d'impôt pour l'édition de livres – Gestion SODEC.

Imprimé au Canada

RECETTES *simplement* VÉGÉTARIENNES

Moïra O'Reilly

LES ÉDITIONS
Quebecor
QUEBECOR MEDIA

« Est-il rien de plus agréable en ce bas monde que de s'asseoir, avec trois ou quatre vieux camarades, devant une table bien servie, dans l'antique salle à manger de ses pères ; et là de s'attacher gravement la serviette au menton, de plonger la cuillère dans une bonne soupe aux queues d'écrevisses, qui embaume, et de passer les assiettes en disant :

Goûtez-moi cela, mes amis, vous m'en donnerez des nouvelles. »

E. Erckmann – A. Chatrian
L'ami Fritz

Remerciements

À mes grandes amies... « Les gourman-dises » : Danielle, Lise, Louise et Deb. Elles se sont prêtées avec joie et avec goût aux rôles d'expérimentatrices et de critiques.

« Par leur appui constant, nos amis nous aident souvent à nous dépasser. »

À maman, qui avait toujours hâte d'essayer une nouvelle recette et se disait toujours régalée.

Mère : n.f., symbolise l'amour inconditionnel.

Je t'aime.

KUDOS AUX COBAYES

R.B. Fuller a dit : « Je n'ai qu'un cobaye, moi. »
Eh bien, le pauvre !

Cet homme n'aurait jamais pu écrire un livre de recettes. Moi non plus d'ailleurs, sans l'aide, l'appui et, parfois, la compassion de ma famille, de mes amis et de mes collaborateurs. Outre les personnes mentionnées précédemment, je voudrais également remercier :

- Dave, Ginny, T.J. et Olivia « Munchkin », parce que même si nos goûts culinaires diffèrent un peu, vous avez toujours tout essayé avec le sourire. Vous avez même aimé quelques plats « bons pour vous ». Voici la preuve que je mange plus que des pois chiches. « Luv ya big as the world » ;
- Pierre, Danielle, Éric et Yann, parce que vous êtes plus que des amis, parce que vous trouvez tout bon et parce « qu'on s'a ». Je vous aime ;
- Deb et Ron, pour votre amitié profonde, vos commentaires fort appréciés et votre appui constant. Je vous aime ;
- Nuria, Luis, Pedro et Puy, pour les longues discussions, les recettes, un lit de temps en temps et votre amitié profonde et sans bornes ;
- Flûte, parce que tu es flûte ;
- Charles, pour m'avoir mis sur le chemin de Pierre, et Rosalyn, de Beaudoin-Duhamel Transitions, qui m'ont aidée à défricher les arbres de ma forêt pour que je retrouve *mon* chemin ;
- Francine et Léo, car je sens que vous veillez sur moi ;
- À tous mes autres cobayes (parfois malgré eux), amis et clients : Laurette, Marcel, Carole, Ray, Lyne, Popcorn, Joanne, et j'en oublie, non pas par manque de gratitude mais à cause de ma mémoire. Merci ;
- Aux Éditions Quebecor, et plus particulièrement à M. Jacques Simard de m'avoir donné ma chance ;
- Et aussi à ceux qui ont mis des obstacles sur mon chemin, parce que cela m'a donné l'occasion de les transformer en défis.

AVANT-PROPOS

Pourquoi écrire un livre de recettes ? Premièrement, parce que depuis ma plus tendre enfance je veux écrire un livre. Deuxièmement, depuis longtemps, manger, faire à manger et s'alimenter sont des passions pour moi. Troisièmement, il y a cinq ou six ans, j'ai décidé de prendre ma santé en main et de faire de gros changements dans ma vie. L'un d'eux consistait à changer mon alimentation.

J'ai choisi de devenir végétarienne et j'ai donc commencé à faire des recherches approfondies. J'ai suivi tous les cours imaginables allant de la nutrition en milieu traditionnel à l'alimentation naturelle, en passant par les germinations, les combinaisons alimentaires, etc.

J'ai acheté tous les livres de recettes végétariennes que je pouvais trouver. Bien que plusieurs d'entre eux sont d'excellentes références, je trouvais à ce moment-là qu'ils ne se souciaient pas assez de la teneur en matières grasses des aliments et étaient un peu trop axés sur les produits laitiers. Ayant tendance à faire de l'embonpoint, j'ai alors acheté tous les livres de cuisine légère que je pouvais trouver. Là aussi, bien qu'intéressants et pleins de bonnes idées, ils n'étaient pas pour végétariens et je ne pouvais donc bénéfier que d'une partie de ces livres. Par conséquent, je me suis tournée vers l'alimentation naturelle et vivante. J'ai trouvé d'innombrables idées, suggestions et recettes que j'ai intégrées dans mon quotidien. Mais cette nourriture peut être un peu fastidieuse pour les familles qui sont bien occupées.

Alors, j'ai commencé à créer mes propres recettes. J'ai pris ce que je crois être le meilleur de toutes les différentes facettes de l'alimentation et j'ai commencé à faire mes propres « créations ». De là est né ce projet, ce livre que vous tenez entre vos mains ; vous verrez que j'ai eu beaucoup d'aide aussi. J'ai essayé de réaliser un livre de recettes végétariennes qui saura plaire au végétarien occasionnel et à la personne qui est soucieuse de sa ligne et de sa santé, mais qui aime aussi bien manger. Il y a des recettes traditionnelles pour se sentir à l'aise et d'autres nouvelles pour ceux et celles qui ont le goût de l'aventure. Il y a des recettes qui se font en un clin d'œil et d'autres qui sont un peu plus longues à préparer. Bref, j'espère qu'il y a *un peu de tout pour un peu tout le monde.*

Avant tout, manger est un plaisir et je vous souhaite de vous amuser tant à préparer les recettes et à manger les plats que j'ai eu à les créer. N'hésitez pas à y mettre votre touche personnelle. Merci de me lire et...

BON APPÉTIT !

INTRODUCTION

L'alimentation est notre fondement, le combustible du corps et de l'esprit.

Ce que nous mangeons et comment nous le mangeons affectent notre santé d'aujourd'hui mais aussi celle de demain. Avoir un régime alimentaire adéquat peut nous aider : à prévenir et à combattre la maladie, le stress et la dépression ; à avoir plus d'énergie et de vitalité, et une meilleure qualité de vie, soit un système immunitaire fort.

Alors, optez le plus souvent possible pour des produits frais, locaux, de saison et biologiques. Éliminez ou, du moins, réduisez votre consommation de produits raffinés et le « fast food ». Assurez-vous de bien vous hydrater.

Favorisez un régime alimentaire faible en gras et en sucre, mais ne vous privez pas d'une gâterie occasionnelle (nous avons tous des expériences avec les diètes de privation : elles ne fonctionnent que temporairement ou pas du tout).

MES TROIS RÈGLES D'OR

* **Mangez de toutes les couleurs tous les jours.** C'est une des façons les plus faciles que je connaisse pour obtenir les différents nutriments dont nous avons besoin tous les jours. Par exemple, pour ce qui est de la couleur blanche, optez pour le tofu, le chou-fleur et les pommes de terre nature ou au four, mais omettez le sucre, les pains, les riz et autres céréales raffinées.
* **Mastiquez, mastiquez et mastiquez encore !** Il faut prendre le temps de manger et de bien mastiquer la nourriture complètement pour activer et stimuler les enzymes digestifs. La digestion commence dans la bouche avec la salive. De plus, nous aurons tendance à moins manger.
* **Buvez 1,5 à 2 litres (4½ tasses) d'eau pure par jour.** Ou encore, une combinaison d'eau et de tisanes naturelles (des infusions aux herbes, par exemple).

Si vous ne faites que suivre ces trois consignes, vous ne vous tromperez pas. Vous obtiendrez tous les nutriments nécessaires, vous ne mangerez pas trop, vous serez bien hydraté, et vous aurez une bonne élimination. N'est-ce pas plus simple que les diètes ? Vous m'en donnerez des nouvelles.

Par contre, si vous voulez en faire plus, voici des suggestions plus spécifiques pour un régime alimentaire sain.

- Maintenir la consommation de gras à environ 25 % des calories ou à 40-60 g par jour. Les gras saturés, eux, ne devraient pas dépasser 10 % ; favoriser les gras monoinsaturés et les acides gras essentiels.
- Maintenir la consommation de sucre à 10 % des calories ou 50 g. Éliminer le blanc.
- Manger 25-35 g de fibres par jour. Les introduire et les augmenter de façon graduelle pour éviter des malaises (gaz et ballonnements). Voir le chapitre sur les céréales et les légumineuses pour plus de renseignements et de trucs pour améliorer la digestibilité de certaines légumineuses. Éliminer le blanc !
- Consommer le sel en modération, pas plus de 2000 mg par jour.
- Réduire ou éliminer si possible la caféine sous toutes ses formes : café, thé, cola et chocolat.
- Réduire la consommation de produits raffinés, les protéines brûlées ou fumées et éliminer les nitrites ou nitrates (présents surtout dans les charcuteries et les saucisses à hot dog, par exemple).
- Consommer l'alcool avec modération. Je suggère d'éliminer les alcools forts et de s'en tenir à la bière naturelle et le vin occasionnellement.

DES ALIMENTS À DÉCOUVRIR

Les lactofermentations. *Grosso modo,* les lactofermentations sont des légumes qui ont été macérés dans une saumure pendant quelque temps ; la choucroute en est un exemple parfait (voir page 120 pour la façon de faire les lactofermentations). Elles aident à rendre certains nutriments plus assimilables et sont une excellente source de vitamines. Les enzymes, qui composent les lactofermentations, dégagent des éléments produisant de l'énergie, comme les acides aminés et les acides gras. De plus, elles aident à décongestionner le sang et le système lymphatique.

Les germinations. Les germes de luzerne que vous mettez dans vos sandwichs sont des germinations tout comme les jeunes pousses de tournesol et de fenugrec qui commencent à apparaître chez les épiciers. Demandez-en ! En plus d'être une excellente source de vitamines et de minéraux, les germinations contiennent assez de protéines pour être considérées comme un aliment complet. C'est une nourriture vivante, remplie d'enzymes, de chlorophylle et de soleil condensé.

Mon hommage à l'ail. En utilisant ce livre, vous allez vite constater que j'aime particulièrement l'ail. **Je l'adore !** J'ai essayé d'être raisonnable en l'utilisant dans les recettes. Vous pouvez commencer avec une quantité moindre et décider par la suite d'en rester là ou de l'augmenter.

L'ail est un aliment **miracle** pour moi. J'en mange presque tous les jours. Sur le plan alimentaire, le simple fait d'ajouter un peu d'ail à nos légumes cuits à la vapeur donnera un plat qui est loin d'être banal. En combinaison avec les oignons, quel délice ! Cuit au four et tartiné sur du pain, c'est exquis ! L'ail est un antibiotique et un fongicide général reconnu. Ses propriétés médicinales et thérapeutiques sont presque infinies : des infections aux champignons et aux grippes en passant par le système cardiovasculaire, l'ail est bon au goût et pour notre santé. Le persil, les graines de fenouil, les graines d'anis et les graines de cardamone rendent l'haleine plus fraîche. Un autre secret : donnez-en à tout le monde, comme ça, vous ne vous sentirez pas !

Les nutriments essentiels et leurs bienfaits

Nutriments et recommandations moyennes pour adultes	Actions spécifiques	Source alimentaire ovolactovégétarienne
Antioxydants		
A 2500-5000 U.I.	Amélioration de la vision, surtout celle de nuit, infection, brûlure, opération, prévention du cancer, peau, stimule la rate et le thymus. Essentielle à la maturation de certaines cellules immunitaires et stimule la production de certains anticorps. Le bêta-carotène est le précurseur de la vitamine A.	De vitamine A : • poivre de cayenne ; • œufs et produits laitiers ; • fruits jaunes ; • légumes verts et jaunes. De bêta-carotène : • carotte ; • patate sucrée ; • brocoli ; • légumes jaunes-orangés ; • feuillus verts.
C 60 mg, 15-50 ans 120-150 mg, 50 +	Spécialiste de toutes les fonctions du système immunitaire, la vitamine C aide la guérison de toute infection, coupure ou fracture et est utile pour la formation des os, des dents et des cartilages. Importante pour la prévention des maladies cardiovasculaires, cérébrovasculaires et le cancer. Nécessaire pour l'assimilation du fer.	Fruits et légumes biologiques, locaux, frais et crus, poivre de Cayenne, piments et baies.
E 8 mg (10-12 mg pour les femmes durant la ménopause)	Antivieillissement, stimule la production d'anticorps et les réactions immunitaires.	Huiles de première pression à froid, céréales complètes, noix, légumes verts feuillus, œufs.
Sélénium *Hommes* – 70 µg (microgrammes) *Femmes* – 55 µg	Neutralise plusieurs éléments cancérigènes. Travaille avec la vitamine E pour stimuler la production d'anticorps et activer l'immunité.	Son, germe de blé, pain de blé entier, riz complet, oignon, tomate, brocoli.

Autres		
B En général	Essentielle pour la santé du système nerveux, augmente la production d'anticorps et la vitalité du système immunitaire ; permet une meilleure assimilation des protéines et des gras, et augmente la mémoire des rêves.	Légumes feuillus verts, levure alimentaire et levure de bière, germe de blé, produits laitiers, œufs, blé entier et son de blé, cantaloup, mélasse.
B_6 2 mg	Utile pour convertir la nourriture en énergie, améliore la mémoire, essentielle pour le stress et contre la dépression et les sautes d'humeur.	Banane, avocat, pomme de terre au four, feuillus verts.
B_{12} 2 µg +	Utile pour la mémoire et la concentration. Une carence peut entraîner une sorte d'anémie.	Produits laitiers, légumineuses, levures, noix, banane, fruits séchés.
Acide folique *Femmes* – 180 µg *Hommes* – 200 µg	Essentielle pour la croissance normale des cellules, aide la prévention de certaines anomalies à la naissance et aide l'assimilation du fer. Une carence peut entraîner une sorte d'anémie.	Levures, noix, légumineuses, grains entiers, la plupart des fruits et légumes, feuillus verts, avocat, orange, asperge.
D 200-400 U.I.	Santé de la moelle épinière, des os et la prévention des infections.	Œufs, produits laitiers. La meilleure source demeure le soleil : 20 % de la peau exposée au soleil 15-20 minutes par jour est suffisant. Le faire très tôt le matin.

Calcium *Femmes :* 800 mg – 15-30 ans 1000 mg – 30 ans + (1000 à 1500 durant la ménopause) *Hommes :* 1000 mg – 25-65 ans 1500 mg – 65 ans +	Qualité des os et des dents, active les protéines qui travaillent avec les anticorps. Utile, voire nécessaire, pour la prévention de l'ostéoporose.	Produits laitiers, algues,varech, levure alimentaire, mélasse verte, tofu, légumineuses, légumes verts et verts feuillus, légumes racines, noix, graines, sarrasin et pain de blé entier.
Magnésium 300-400 mg	Essentiel à la croissance des cellules et au maintien du niveau d'anticorps. Régulateur de la température du corps. Aide l'assimilation d'autres nutriments, tels que le calcium et la vitamine C.	Noix, grains entiers, tofu, légumineuses, figue, citron, pamplemousse, maïs, légumes verts feuillus, pomme, abricot, banane.
Fer *Femmes* – 14 mg avant la ménopause et 10 mg après. *Hommes* – 10 mg	Prévient la fatigue chronique et assure la santé du sang. Rend le corps plus résistant à la maladie, stimule la rate et maintient la vigueur du système immunitaire. Bénéfique pour le quotient intellectuel, la coordination, l'attention et la concentration.	Asperge, légumes verts feuillus, algues, betterave, abricot et pêche séchés, légumineuses, noix, graines de citrouille et de sésame, mélasse (surtout la verte) et les flocons d'avoine.
Zinc 12-15 mg	Essentiel à la glande thymus et agit sur les ganglions lymphatiques, assure le maintien des enzymes et des cellules, et l'équilibre acide-alcalin de l'organisme. Essentiel à la synthèse des protéines.	Germe de blé, feuilles et graines de moutarde, graines de citrouille, levure de bière, œufs et fromages durs.
Cuivre 1,5-3 mg	Diminue les infections, indispensable au bon travail des cellules T et à la fabrication des globules rouges, essentiel à la glande thyroïde. Utile pour la guérison des plaies et l'assimilation du fer et des acides gras essentiels.	Ail, achillée millefeuille, pissenlit, noix, légumineuses, pois, pruneau, blé entier et noix.
Potassium 2000-3500 mg	Travaille de concert avec le sodium (comme une balance). Régulateur du métabolisme de l'eau, du rythme cardiaque, des pulsations nerveuses et des fonctions musculaires.	Pommes de terre, banane, orange, cantaloup, courge d'hiver, pruneau, yogourt.

Légende

☆	Idée, truc ou suggestion.
❐	Conservation : comment, pendant combien de temps et où.
✐	Notes, lexique, où le trouver, quoi faire si vous n'en avez pas.
➴	Pensée ou commentaire.
NUTRI-FICHE	Description et composition nutritive d'un aliment, ses bienfaits et ses propriétés.

LES PETITS-DÉJEUNERS

Un jeune journaliste est allé voir Winston Churchill pour ses 80 ans et lui a dit :

– J'espère venir vous saluer le jour de vos 100 ans.

– Je ne vois pas pourquoi vous ne le feriez pas, répondit Churchill, vous me paraissez en excellente santé.

Churchill est mort à 95 ans. La pensée positive y est pour beaucoup et... *LE SOURIRE !*

Un bon début de matinée ?

Souriez,

respirez,

étirez-vous,

buvez et

souriez.

Eh oui, c'est simple comme tout ! Pour vous sentir beaucoup plus en forme et, surtout, être plus énergique, frais et dispos, et de bonne humeur le matin, essayez cette petite routine. Ça prend moins de cinq minutes.

1. En ouvrant les yeux, souriez à votre conjoint, votre chien ou votre chat, ou simplement à vous-même.

2. Prenez six respirations profondes. Inspirez par le nez, expirez par la bouche... *en souriant.*

3. Levez-vous et étirez-vous. Imaginez que vous voulez toucher au plafond, montez les bras en inspirant et baissez-les en expirant. Touchez au sol. Allez vers la droite, en avant, et ensuite vers la gauche en poussant l'air avec vos bras et vos mains. *Souriez !*

4. Buvez un grand verre d'eau fraîche.

Poursuivez votre matinée. Après quelques jours, comment vous sentez-vous au réveil ? Bien ? Mieux ? Alors, continuez. Pas mieux ! ? *Souriez davantage* et continuez.

COCKTAIL MATINAL

Donne 2 portions
Végétalien

TEMPS
10 minutes

Si vous voulez vivre longtemps, vivez mieux !

Éric Satie

Commencez votre journée avec ce bon jus.

C'est certainement du « mieux ».

☆ Si, la veille, vous étiez en compagnie de fumeurs ou dans un endroit où il y avait beaucoup de fumée, ajoutez 175 ml (2/3 tasse) de fraises fraîches. Ces petits fruits aident à éliminer les effets de la fumée parce qu'ils contiennent du « ellagic acid », qui aide à combattre les effets cancérigènes du PAH que l'on trouve dans la fumée de cigarette.

Ce jus énergise et nettoie le système digestif ainsi que les intestins. Il est bon pour le cœur et contient beaucoup de vitamines.

1/2 pamplemousse rose
3 oranges
1 poire
1 pomme verte Granny Smith

1. Peler les oranges et le pamplemousse en laissant le plus de blanc possible.
2. Couper tous les fruits en morceaux et passer à la centrifugeuse. Commencer et finir avec la pomme.

Donne 2 portions
Végétalien

TEMPS
10 minutes

Que les soleils sont beaux dans les chaudes soirées !

Que l'espace est profond ! que le cœur est puissant !

Charles Baudelaire

Dès la première gorgée, vous vous sentirez transporté sous les tropiques.

NUTRI-FICHE

L'ananas contient du bromelain, un enzyme qui facilite la digestion. De plus, le bromelain soulage les maux de gorge et aide à guérir les laryngites.

Toutefois, cet enzyme est détruit par la chaleur et n'est donc pas présent dans les ananas en conserve.

JUS DE L'ÎLE AU SOLEIL

Ce jus, en plus de contenir beaucoup de vitamines A et C ainsi que le complexe B, est riche en minéraux.

1 pamplemousse rose

1 kiwi

180 ml (3/4 tasse) de raisins rouges, sans pépins

1 tranche de 5 cm (2 po d'épaisseur) d'ananas frais

1. Bien laver, rincer et sécher les fruits. Peler le pamplemousse, en laissant le plus de blanc possible. Peler le kiwi et équeuter les raisins.
2. Couper tous les fruits en morceaux et passer à la centrifugeuse.

JUS-NESSE

Donne 4 portions
Végétalien

TEMPS
10 minutes

Si jeunesse savait, si vieillesse se pouvait.

Henri Estienne

Les personnes âgées pourront peut-être avec l'aide de ce jus. Et les jeunes sauront certainement que c'est un délice.

NUTRI-FICHE

Le concombre est bien apprécié pour ses propriétés diurétiques. Son contenu en potassium combat les problèmes d'hypertension.

Le concombre est aussi reconnu pour ses vertus de rajeunissement. Il redonne de l'élasticité aux muscles et à la peau. Il est excellent pour éclaircir le teint et réduire les boursouflures autour des yeux. On dit qu'il peut même aider à prévenir la chute des cheveux !

Le jus de carotte est le jus de légumes le plus équilibré et le plus polyvalent. Plein de bêta-carotène, il aide à prévenir les maladies et aussi à guérir. Au petit-déjeuner ? Pourquoi pas ?

10-12 carottes
1 concombre
2 pommes
1 morceau de 1,25 cm (½ po) de gingembre frais (facultatif)

1. Bien nettoyer et brosser tous les légumes et les pommes. Ne pas les peler. Épépiner les pommes.
2. Couper les fruits et les légumes en morceaux et passer à la centrifugeuse.
3. Vous pouvez filtrer le mélange, si désiré.

DÉJEUNER FLASH

Donne 1 portion
Lactovégétarien

TEMPS
5 minutes

☆ Substituez les kiwis par d'autres fruits en saison : 240 ml (1 tasse) de fraises fraîches, 2 petites pêches pelées ou 1 petite mangue. Laissez aller votre imagination !

☆ Un petit moulin à café électrique est idéal pour moudre les graines, les noix et les épices. J'en possède deux : un pour les graines et les noix, et l'autre pour les épices.

Plus d'excuses ! Vous avez le temps de vous préparer un déjeuner santé.

8 ml (½ c. à soupe) de graines de lin
240 ml (1 tasse) de yogourt nature à 0,1 % M.G.
2 gros kiwis, pelés et hachés grossièrement
60 ml (¼ tasse) de jus d'orange 100 % pur et non fait de concentré
30 ml (2 c. à soupe) d'eau pure
23 ml (1 ½ c. à soupe) de miel non pasteurisé

1. Moudre les graines de lin.
2. Ajouter tous les ingrédients dans le bol du mélangeur et liquéfier.
3. Verser dans un grand verre et déguster.

CONFITURE AUX CANNEBERGES ET AUX RAISINS

Donne environ 960 ml
(4 tasses)
Végétalien

TEMPS
20 minutes

Cette confiture se conserve au réfrigérateur environ un mois.

Cette confiture est facile à faire et n'est pas très sucrée au goût. Elle a plutôt un petit goût « surette » comme ces bonbons si populaires.

- 1 sac de 360 g (12 oz) de canneberges fraîches
- 240 ml (1 tasse) de raisins secs
- 300 ml (1¼ tasse) de jus d'orange 100 % pur et non fait de concentré
- 60 ml (¼ tasse) d'eau pure
- 120 ml (½ tasse) de miel
- zeste d'une orange ou d'un citron
- 3 ml (½ c. à thé) de cannelle moulue
- pincée de piment de Jamaïque

1. Mettre tous les ingrédients, à l'exception de 60 ml (¼ tasse) de miel. Amener à ébullition à feu vif.
2. Réduire le feu et mijoter à découvert 15 minutes. Brasser régulièrement en écrasant les canneberges pour obtenir une belle consistance épaisse.
3. Bien incorporer le reste du miel. Refroidir le mélange et réfrigérer.

Gruau de millet

Donne 2 portions
Végétalien

TEMPS
25 à 30 minutes

NUTRI-FICHE

Le petit-déjeuner permet de refaire nos provisions de glucose sur lequel notre cerveau se fie pour penser vite et de façon créative toute la journée. Un petit-déjeuner composé de glucides complexes comme du gruau, des crêpes ou des gaufres de blé entier, ou encore des galettes de sarrasin, assure une pensée claire et une bonne concentration toute la matinée. On peut commencer avec un bon fruit ou un jus et ajouter un peu de protéine. Mais..... d'abord et avant tout : un ou deux verres d'eau fraîche.

Pourquoi ne pas essayer d'autres céréales que l'avoine pour faire notre gruau ! C'est tout aussi bon au goût et pour la santé, et ça fait changement !

75 ml (1/3 tasse) de millet
180 ml (3/4 tasse) d'eau pure
120 ml (1/2 tasse) de lait de soya
1 ml (1/4 c. à thé) de cannelle moulue
3 ml (1/2 c. à thé) de vanille pure
pincée de sel de mer
60 ml (1/4 tasse) de raisins secs
30 ml (2 c. à soupe) de sirop d'érable

1. Mettre tous les ingrédients, à l'exception du sirop, dans une casserole. Bien mélanger.
2. Porter à ébullition, réduire le feu très bas, couvrir et mijoter sans remuer 25 minutes.
3. Si tout le liquide n'est pas absorbé, poursuivre à mi-couvert de 3 à 5 minutes.
4. Ajouter le sirop et servir.

Crème de sarrasin

Donne 4 portions
Végétalien

TEMPS
10 minutes

☆ Pour cette recette, on recherche une texture plus fine que le concassé, mais pas aussi fine que celle de la farine.

✏ Certains magasins d'aliments naturels vendent le sarrasin déjà moulu et l'appellent justement « crème de sarrasin ».

Nutri-fiche

Le sarrasin est utilisé comme une céréale mais, en fait, il est le fruit d'une plante de la même famille que l'oseille. La plante produit des fleurs très odorantes et est très mellifère. En Russie et en Pologne, le sarrasin constitue un aliment de base. Ici, nous le consommons surtout sous forme de galettes. La graine doit être décortiquée pour être comestible. On l'utilise telle quelle dans cette recette. La graine rôtie s'appelle « kasha ». Le sarrasin est réputé être digestible, nourrissant et reconstituant.

Voici un petit-déjeuner complet et réchauffant. Faible en sucres simples, ce plat vous donnera de l'énergie qui durera toute la matinée. Un bon jus ou un fruit 15 minutes avant de la déguster, et le tour est joué.

120 ml (½ tasse) de sarrasin décortiqué (blanc) et moulu
480 ml (2 tasses) d'eau pure
60 ml (¼ tasse) de raisins secs
60 ml (4 c. à soupe) de mélasse verte (« blackstrap »)

1. Amener l'eau à ébullition.
2. Ajouter le sarrasin et les raisins. Réduire le feu à moyen-doux et cuire 5 à 7 minutes en brassant constamment, jusqu'à ce que le mélange se tienne mais reste crémeux.
3. Rajouter la mélasse, bien mélanger et servir.

Donne 4 portions
Végétalien

TEMPS
20 minutes

☆ Des petits-déjeuners éclair :

- Un fruit et un bagel de céréale entière avec un peu de beurre de noix.
- Des fruits avec du yogourt nature à 0,1 % M.G. et cinq à six noix.
- Un jus fraîchement pressé, du pain pumpernickle (seigle noir) grillé et des tranches de tomates (oui, un sandwich aux tomates !).
- Une bonne salade de fruits et un muffin.

❒ Cette recette peut être préparée la veille et se conserve au réfrigérateur de deux à trois jours.

GRUAU EN FÊTE

Un petit-déjeuner complet dans un bol.

180 ml (¾ tasse) de gros flocons d'avoine
540 ml (2¼ tasses) d'eau pure
75 ml (⅓ tasse) de dattes hachées
1 banane en purée
1 ml (½ c. à thé) de vanille (plus 1-2 goutte pour la chance)
75 ml (⅓ tasse) de yogourt nature à 0,1 % M.G.

1. Mettre les flocons d'avoine, l'eau et les dattes dans une casserole. Amener à ébullition. Réduire le feu et cuire 10-12 minutes en remuant souvent.
2. Ajouter la banane et la vanille ; poursuivre la cuisson 5 minutes.
3. Ajouter le yogourt, bien mélanger et servir.

Donne 2 portions
Lactovégétarien

TEMPS
5 minutes la veille
5 minutes le matin

Mon muesli préféré

Le petit-déjeuner doit être tout aussi varié que les autres repas de la journée. Consacrez-y un peu de temps et mettez-y un peu de couleur, il le mérite bien !

75 ml (1/3 tasse) de gros flocons d'avoine
175 ml (2/3 tasse) de yogourt nature à 0,1 % M.G.
30 ml (2 c. à soupe) de raisins secs
10 amandes hachées finement (passées au moulin)
une pincée de vanille en poudre
une pincée de cannelle moulue
1 pomme râpée
1 mangue coupée en petits cubes

1. La veille, bien mélanger les six premiers ingrédients. Couvrir et mettre au réfrigérateur. À ce stade, le mélange se conservera jusqu'à trois jours.
2. Le matin, pour servir, ajouter la pomme râpée et la mangue en cubes. Mélanger et servir.

Crêpes gala

Donne 6 portions
Végétalien

TEMPS
50 minutes (c'est surtout la cuisson qui prend du temps)

☆ Cette pâte se prépare bien au mélangeur. On peut la préparer la veille et la laisser toute la nuit au réfrigérateur. Les crêpes n'en seront que meilleures. Par contre, n'ajoutez la pomme râpée que le matin pour éviter qu'elle ne s'oxyde.

Je dois avouer que lorsque le bon Dieu a distribué la patience, je ne devais pas être là. Il me semble que faire des crêpes, ça prend du temps. Il faut les regarder cuire... mais celles-ci en valent la peine.

240 ml (1 tasse) de farine de blé entier
240 ml (1 tasse) de farine de sarrasin
10 ml (2 c. à thé) de poudre à pâte sans alun
5 ml (1 c. à thé) de cannelle
3 ml (½ c. à thé) de gingembre moulu
2 ml (¼ c. à thé) de piment de Jamaïque
3 ml (½ c. à thé) de sel de mer
240 ml (1 tasse) de compote de pommes naturelle
1 pomme râpée (facultatif)
60 ml (¼ tasse) de sirop d'érable
360 ml (1½ tasse) de lait de soya
360 ml (1½ tasse) d'eau pure (selon la consistance de la compote de pommes, 60 ml (¼ tasse) de plus peut être nécessaire)

1. Dans un bol, bien mélanger tous les ingrédients secs et dans un autre, les ingrédients liquides (incluant la compote de pommes et la pomme râpée).
2. Ajouter, en parapluie, le mélange sec au mélange liquide en mélangeant continuellement.
3. Chauffer une poêle antiadhésive épaisse à feu moyen élevé. Avec une brosse à marinade, mettre une très petite quantité d'huile dans la poêle.

4. Déposer la pâte à crêpes dans le poêlon par louche (environ 60 à 75 ml [$\frac{1}{4}$ à $\frac{1}{3}$ tasse]). Bien étendre le mélange. Ces crêpes doivent être très minces, un peu comme des galettes de sarrasin. Autrement, elles ne cuiront pas bien dans le milieu.
5. Faire cuire jusqu'à ce que des bulles apparaissent un peu partout sur la surface de la crêpe, environ 3 à 4 minutes.
6. Retourner la crêpe et poursuivre la cuisson 1 à 2 minutes.

LES SOUPES
ET
LES POTAGES

POTAGE GLACÉ

Donne 8 portions
Lactovégétarien

TEMPS
préparation : 10 minutes
au réfrigérateur : 1 heure

Je vis de bonne soupe, et non de beau langage.

Molière

Par contre, vos invités se serviront de leurs plus beaux mots pour décrire cette soupe rafraîchissante.

Quelle belle façon de célébrer l'été et l'arrivée des tomates dans nos jardins !

8 tomates moyennes bien mûres, en quartiers
2 gousses d'ail hachées finement
30 ml (2 c. à soupe) de vinaigre de vin rouge
15 ml (1 c. à soupe) d'huile d'olive de première pression à froid
8 feuilles de basilic hachées finement
8 brins de ciboulette ciselés
60 ml (¼ tasse) de yogourt nature à 0,1 % M.G.
120 ml (½ tasse) d'eau pure
2 ml (¼ c. à thé) de sel de mer
2 pincées de cayenne

1. Mettre les quartiers de tomates dans le bol du robot culinaire et réduire en purée. Passer au moulin à légumes et verser dans un grand bol bien glacé.
2. Ajouter le reste des ingrédients en mélangeant bien après chaque addition.
3. Laisser refroidir au réfrigérateur environ 1 heure.
4. Au moment de servir, vous pouvez ajouter 5 ml (1 c. à thé) de yogourt nature et 2 à 3 gouttes de vinaigre balsamique par portion, si désiré, ou encore mettez-les sur la table et chacun décidera.

Gaspacho à la Nuria

Donne de 8 à 10 portions
Végétalien

❧ ❧ ❧

TEMPS
préparation : 20 minutes
au réfrigérateur : 2 heures

Pas de faux-semblants, seulement la vérité, de longues conversations et beaucoup de générosité. Telle est la véritable amitié.

(Tiré du « Calendrier de l'amitié 1996 »)

Quand je travaillais en entreprise, je devais voyager beaucoup. Ce n'est pas toujours si plaisant que l'on croit. Mais parfois, il y avait des compensations telles que se faire de bons amis. Nuria, Luis, Pedro et Puy vivent à Madrid et je suis tombée amoureuse d'eux et de leur pays. Ils m'ont ouvert leurs cœurs et souvent leur maison. Ils ont tous un sens de l'humour particulier ; alors je vous transmets cette recette de Nuria exactement comme elle me l'a donnée pour que vous puissiez apprendre à la connaître un peu.

1 gros oignon
10 tomates bien mûres
1 poivron rouge
3 petits concombres pelés et épépinés
1 à 2 gousses d'ail
45 ml (3 c. à soupe) d'huile d'olive de première pression à froid
45 ml (3 c. à soupe) de vinaigre de vin rouge
15 ml (1 c. à thé) de sel de mer
1 verre d'eau pure

❧ ❧ ❧ ❧ ❧

Vous n'avez besoin d'aucune expérience pour faire le gaspacho. Vous avez seulement besoin d'un mélangeur dans lequel vous mettrez tous les ingrédients en trois ou quatre fois et d'un doigt pour pousser le bouton de l'appareil. Cette recette suit la loi commutative que vous avez apprise à l'école. Même si cette loi n'avait rien à voir avec le gaspacho, elle s'applique très bien ici. Alors, suivez l'ordre qui vous tente. Il faut juste vous assurer qu'à la fin de l'exercice tous les ingrédients soient bien mélangés. Mettez au réfrigérateur et, deux heures plus tard, vous pourrez déguster cette soupe en entrée ou comme boisson santé à n'importe quel moment de la journée.

Soupe « Orient-Express »

Donne de 4 à 6 portions
Végétalien

TEMPS
10 minutes

Le bonheur est dans les mille petites choses qui tissent la trame de notre vie quotidienne.

M. Pezaud

Un goût raffiné qui évoque le romantisme de ce fameux train, mais prête dans un temps mieux adapté au TGV!

5 ml (1 c. à thé) d'huile d'olive de première pression à froid
6 oignons verts tranchés mince
1 gousse d'ail émincée
4 champignons tranchés
960 ml (4 tasses) de bouillon de légumes non salé
8 ml (1½ c. à soupe) de miso
60 ml (¼ tasse) de persil frais haché finement

1. Faire revenir l'oignon dans l'huile 1 minute. Ajouter l'ail et poursuivre la cuisson 1 minute.
2. Ajouter les champignons et cuire jusqu'à ce qu'ils rendent leur eau, environ 3 minutes.
3. Ajouter le bouillon et amener à ébullition. Éteindre le feu, bien incorporer le miso et saupoudrer avec le persil. Servir.

Donne 8 portions
Végétalien

TEMPS
1 heure

La présence d'un ami embellit la vie.

(Tiré du « Calendrier de l'amitié 1996 »)

Le fino est un vin fortifié, très sec, venant de la région de Jerez, en Espagne. Le nom correct en espagnol est « Xeres Fino » ; chez nous, on l'appelle communément du sherry sec. Le vermouth blanc peut être un substitut.

BARSZCZ (« BORSCHT ») (soupe aux betteraves)

Cette recette me vient de ma grande amie Deborah. Sa belle-famille est polonaise et Deb a travaillé très fort à adapter des recettes traditionnelles au végétarisme. Cette soupe est plutôt un consommé qui, contrairement aux borscht que j'ai déjà mangés, est d'une légèreté qui prépare au repas sans surcharger le système.

4 grosses betteraves tranchées avec les meilleures feuilles
1 oignon tranché
1 grosse branche de céleri tranchée
1 grosse carotte tranchée
8 ml (½ c. à soupe) de sucre brun
3 ml (½ c. à thé) de sel de mer
2 ml (¼ c. à thé) de poivre noir
5 clous de girofle
4 feuilles de laurier
jus d'un citron
15 ml (1 c. à soupe) de fino

1. Mettre les neuf premiers ingrédients dans une grosse marmite et recouvrir d'eau froide. Ajouter le jus d'un demi-citron.
2. Chauffer jusqu'à ce que le mélange atteigne presque le point d'ébullition. Réduire le feu, couvrir et mijoter doucement jusqu'à ce que les légumes soient tendres, environ 50 minutes. **Ne pas bouillir,** sinon la soupe perdra sa belle couleur.
3. Une fois les légumes cuits, égoutter et retourner le liquide clair à la chaleur. Ajouter le reste du jus de citron et le fino, et vérifier les assaisonnements. Servir immédiatement.

Soupe sicilienne

Donne de 6 à 8 portions
Végétalien

TEMPS
20 minutes

Cette soupe se conserve une semaine au réfrigérateur dans un contenant sans aluminium, car l'aluminium et la tomate ne font pas bon ménage.

Les herbes fraîches ne supportent pas bien la cuisson, c'est pourquoi on les ajoute à la toute fin. Si vous utilisez des herbes séchées, vous pouvez les ajouter en même temps que les champignons.

Je ne sais pas si cette soupe est sicilienne ou pas, mais elle est d'inspiration italienne et me fait penser particulièrement à cette région de l'Italie : chaleureuse, intense, corsée, mais réconfortante.

15 ml (1 c. à soupe) d'huile d'olive de première pression à froid
2 poireaux, incluant la partie tendre du vert, coupés en demi-lunes
2 gousses d'ail émincées
15 ml (1 c. à soupe) de vinaigre balsamique
1 boîte 796 ml (28 oz) de tomates en dés avec le jus
480 ml (2 tasses) de bouillon de légumes
480 ml (2 tasses) d'eau pure
6 à 8 champignons, en tranches épaisses (environ125 g ou 4 oz)
60 ml (1/4 tasse) de persil frais haché
4 à 5 feuilles de basilic hachées
les feuilles de 3 branches de thym frais
les feuilles hachées de 2 branches d'origan frais
15 ml (1 c. à soupe) de tamari
1 pincée de cayenne

1. Faire revenir les poireaux dans l'huile 5 minutes. Ajouter l'ail et poursuivre la cuisson 1 minute.
2. Ajouter le vinaigre, les tomates, l'eau et le bouillon. Amener à ébullition. Réduire le feu.
3. Ajouter les champignons et cuire à feu moyen 10 minutes.
4. Ajouter le reste des ingrédients, brasser et fermer le feu. Attendre de 3 à 4 minutes avant de servir.

CHOWDER AU MAÏS

Donne de 6 à 8 portions
Végétalien

TEMPS
35 minutes

Pour peler les tomates, les blanchir à l'eau bouillante de 30 à 45 secondes. La peau sera un peu fendue et la pelure s'enlèvera très facilement.

8 ml (½ c. à soupe) d'huile d'olive de première pression à froid

1 gros oignon haché

2 branches de céleri tranchées

8 ml (½ c. à soupe) de piment jalapeño finement haché (environ un demi petit piment)

15 ml (1 c. à soupe) de pâte de tomate

2 grosses pommes de terre coupées en dés

960 ml (4 tasses) d'eau pure

240 ml (1 tasse) de tomates pelées coupées en dés (environ 1 grosse tomate)

1 boîte 340 ml (10 oz) de maïs en crème

3 ml (½ c. à thé) d'herbes de Provence

2 ml (¼ c. à thé) de thym séché

pincée de sel

120 ml (½ tasse) de lait de soya

1. Faire revenir l'oignon et le céleri dans l'huile.
2. Ajouter les cinq prochains ingrédients, bien mélanger et amener à ébullition. Réduire le feu, couvrir et mijoter 20 minutes.
3. Incorporer le maïs, les fines herbes et le sel. Poursuivre la cuisson 10 minutes.
4. Passer la moitié de la soupe au mélangeur pour réduire en purée. Verser dans la marmite et ajouter le lait de soya. Réchauffer et servir.

Crème de brocoli « Rentrée »

Donne 8 portions
Végétalien ou lactovégétarien

TEMPS
préparation : 20 minutes
total : 50 minutes

*Septembre se nomme...
le mai de l'automne.*

Cette crème d'un goût délicat est d'un beau vert pâle. Elle se prépare en tout temps, mais est exquise à la fin de l'été quand le brocoli et les poireaux sont de saison.

15 ml (1 c. à soupe) d'huile d'olive de première pression à froid
1 petit oignon haché
2 poireaux, incluant la partie tendre du vert, tranchés
30 ml (2 c. à soupe) de fino
5 ml (1 c. à thé) de poudre de cari
3 ml (½ c. à thé) de sauce Worcestershire
3 gouttes de sauce Tabasco
1,2 l (5 tasses) de brocoli haché
1,45 l (6 tasses) de bouillon de légumes
2 pommes de terre coupées en cubes
15 ml (1 c. à soupe) de basilic frais, haché (ou 5 ml [1 c. à. thé] séché)
120 ml (½ tasse) de persil frais, haché finement
5 ml (1 c. à thé) de tamari

1. Faire suer l'oignon et les poireaux dans l'huile 5 minutes. Ajouter le fino et cuire 1 minute de plus.
2. Ajouter le cari, les sauces Worcestershire et Tabasco ; cuire environ 3 minutes.
3. Ajouter le brocoli, le bouillon et les pommes de terre. Porter à ébullition, couvrir, réduire le feu et laisser mijoter à feu doux 25 minutes ou jusqu'à ce que les légumes soient tendres. Ajouter le basilic, le persil et le tamari.
4. Réduire en purée au mélangeur. Ajouter une pincée de cayenne, si désiré. Pour une texture plus veloutée, ajouter 240 ml (1 tasse) de lait de soya ou de lait de vache 1 % M.G.

Potage aux poireaux

Donne 6 portions
Végétalien

TEMPS
30 minutes

NUTRI-FICHE

Le poireau, c'est le « légume national » gallois. Il a une saveur douce et subtile, plus sucrée que celle de son cousin l'oignon. Le poireau fait partie de la famille des liliacées de même que l'ail, la ciboulette, l'oignon et l'échalote. C'est une excellente source d'acide folique et une bonne source de fer et de potassium. Il contient aussi de la vitamine C, de la B_6, du magnésium et du calcium. Il est réputé pour nettoyer le système digestif ; on le dit antiseptique, antiarthritique, diurétique et tonique.

Ma version de la traditionnelle vichyssoise : faible en gras et sans produits laitiers. Un sacrilège ? Un sacré de bon goût plutôt !

15 ml (1 c. à soupe) d'huile d'olive de première pression à froid
3 poireaux, incluant la partie tendre du vert, bien lavés et émincés
1 branche de céleri tranchée
3 grosses pommes de terre nouvelles, avec la pelure, coupées en cubes
1,2 l (5 tasses) de bouillon de légumes
1 tête de laitue boston
240 ml (1 tasse) de persil frais, haché
1 à 2 branches de menthe poivrée fraîche
2 à 3 branches d'aneth frais
pincée de sel de mer

1. Faire revenir les poireaux dans l'huile environ 3 minutes ou jusqu'à ce qu'ils soient ramollis.
2. Ajouter le céleri, poursuivre la cuisson 2 minutes.
3. Ajouter les pommes de terre et le bouillon de légumes. Amener à ébullition et mijoter 20 minutes jusqu'à ce que les pommes de terre soient tendres.
4. Incorporer le reste des ingrédients. Attendre le temps que la laitue s'affaisse, environ 3 minutes.
5. Réduire en une belle purée lisse et servir tel quel ou ajouter un peu de lait de soya (environ 120 ml [½ tasse]).

Donne 12 portions
Végétalien ou lactovégétarien

TEMPS
préparation : 25 minutes
total : 1h15

Chaque joie est un gain. Et un gain est un gain, si petit soit-il !

Robert Browning

Ce potage fera désormais partie de votre quotidien automnal : un gain pour votre famille et vos invités.

POTAGE DE LA RÉCOLTE

Préparez cette soupe à l'automne quand les carottes et les navets sont sucrés et jeunes. Elle est délicieuse et très économique.

8 ml (½ c. à soupe) d'huile d'olive de première pression à froid

1 poireau coupé en demi-lunes

1 gousse d'ail émincée

8 ml (½ c. à soupe) de gingembre frais, haché finement

15 ml (1 c. à soupe) de vin blanc

30 ml (2 c. à soupe) de pâte de tomate

1,45 l (6 tasses) de bouillon de légumes

480 ml (2 tasses) d'eau pure

2 carottes tranchées (environ 120 ml [½ tasse])

1 gros navet coupé en dés (environ 960 ml [4 tasses])

2 pommes de terre coupées en dés (environ 360 ml [1½ tasse])

1 pomme coupée en dés

5 ml (1 c. à thé) d'herbes de Provence

3 ml (½ c. à thé) d'estragon

1 pincée de cayenne

1 pincée de muscade

1. Dans une grande marmite, faire suer le poireau dans l'huile 5 minutes. Ajouter l'ail et le gingembre et poursuivre la cuisson 2 minutes.
2. Ajouter le vin et laisser évaporer. Incorporer, en brassant, la pâte de tomate. Cuire 2 minutes.
3. Ajouter le bouillon, l'eau, les carottes et le navet. Amener à ébullition, réduire le feu, couvrir et laisser mijoter environ 45 minutes.

4. Ajouter tous les autres ingrédients et laisser mijoter 20 minutes ou jusqu'à ce que les légumes soient tendres.

5. Réduire en purée au mélangeur. Pour une texture plus veloutée, ajouter 240 ml (1 tasse) de lait de vache 1 % M.G. ou de lait de soya.

Potage aux carottes et aux pois verts

Donne 8 portions
Végétalien ou lactovégétarien

TEMPS
préparation : 15 minutes
total : 1h10

Quand on sait qu'une bonne soupe nous attend à la maison et que son odeur va nous accueillir, le trajet, même à l'heure de pointe, devient plus facile !

Le harissa est une sauce piquante, vendue en tube. C'est un produit de la France, fait à base de piments forts, de légumes, d'huile végétale et d'épices. Il est offert maintenant dans la plupart des supermarchés, avec les condiments tels que le Tabasco. Si vous ne le trouvez pas à votre supermarché, faites-en la demande.

Ce potage fait une magnifique soupe-repas. Vous n'avez qu'à l'accompagner d'une belle salade et de bon pain complet au levain.

- 8 ml (½ c. à soupe) d'huile de canola de première pression à froid
- 1 oignon haché
- 2 branches de céleri coupées en dés
- 840 ml (3½ tasses) de carottes tranchées (environ 5 carottes)
- 120 ml (½ tasse) de pois verts cassés
- 1,6 l (6½ tasses) de bouillon de légumes
- 5 ml (1 c. à thé) de harissa
- 3 ml (½ c. à thé) de cerfeuil
- 1 pomme de terre moyenne coupée en dés
- 15 ml (1 c. à soupe) de tahini
- 180 ml (¾ tasse) de lait de soya ou lait de vache 1 % M.G. (facultatif)

1. Dans une grande marmite, faire suer l'oignon dans l'huile, à feu moyen, 5 minutes.
2. Ajouter le céleri et les carottes. Poursuivre la cuisson 5 minutes.
3. Incorporer les pois, le bouillon, le harissa et le cerfeuil. Amener à ébullition. Réduire le feu, couvrir et laisser mijoter 35 minutes.
4. Ajouter la pomme de terre et poursuivre la cuisson 20 minutes.
5. Réduire le mélange en une belle purée bien lisse et ajouter le tahini. Incorporer le lait si désiré.

Velouté de chou-fleur

Donne 8 portions
Végétalien

TEMPS
40 minutes

5 ml (1 c. à thé) d'huile d'olive de première pression à froid
1 gros poireau coupé en demi-lunes
960 ml (4 tasses) de chou-fleur en bouquets
3 pommes de terre coupées en cubes
1,2 l (5 tasses) de bouillon de légumes
3 ml (½ c. à thé) d'herbes de Provence
15 ml (1 c. à soupe) de ciboulette
2 ml (¼ c. à thé) de muscade râpée
120 ml (½ tasse) de lait de soya

1. Faire suer le poireau dans l'huile 5 minutes
2. Ajouter le chou-fleur, les pommes de terre, le bouillon et les fines herbes. Amener à ébullition, couvrir et réduire le feu. Laisser mijoter 25 minutes.
3. Réduire en purée et ajouter le lait et la muscade. Réchauffer 5 minutes.

SOUPE-REPAS AUX LENTILLES

Donne de 6 à 8 portions
Végétalien

TEMPS
Environ 1 heure

☆ Le secret de Nuria? Préparer cette soupe durant l'avant-midi et la laisser reposer pour la journée. Vous la mangerez au souper. La soupe aura épaissi encore et les saveurs seront plus riches et plus chaleureuses.

Une autre recette de Nuria. Cette dernière servait une belle salade verte, du pain et une bonne bouteille de vin rouge avec cette soupe-repas. On est ensuite prêt à tout. Avec une bonne bouteille de vin rouge, Nuria et moi avons passé plusieurs nuits blanches à jaser de tout et de rien et, surtout, à régler les problèmes du monde. Si seulement les politiciens écoutaient!

22 ml (1½ c. à soupe) d'huile d'olive de première pression à froid
1 gros oignon haché
3 poireaux en demi-rondelles
5 carottes coupées en dés
2 branches de céleri coupées en dés
5 grosses poignées de lentilles vertes ou brunes (environ 600 à 720 ml [2½ à 3 tasses])
2 cubes de concentré de bouillon de légumes
3 feuilles de laurier
eau pure
sel de mer

1. Dans un gros chaudron à soupe, faire revenir l'oignon jusqu'à ce qu'il soit doré. Ajouter les poireaux, les carottes, le céleri et juste assez d'eau pour arrêter la friture (environ 30 ml [2 c. à soupe]). Cuire 10 minutes.
2. Ajouter les lentilles et les feuilles de laurier. Recouvrir d'eau froide. Amener à ébullition et ajouter des cubes de bouillon de légumes. Bien dissoudre.
3. Réduire le feu et mijoter 35 minutes en surveillant pour s'assurer qu'il y a assez d'eau ; en ajouter si nécessaire. On ne veut pas trop d'eau non plus. On recherche un mélange très épais mais encore une consistance de soupe.
4. Goûter et ajouter du sel s'il y a lieu.

Soupe à l'orge

Donne de 10 à 12 portions
Végétalien

TEMPS
1 heure

« Braggs acides aminés liquides » est un substitut au tamari ou à la sauce soya. Il est naturel mais n'est pas une lactofermentation comme le tamari. Il est fait à partir de fèves de soya et d'eau pure. Vous le trouverez chez votre marchand d'alimentation naturelle.

1 gros oignon haché
5 branches de céleri tranchées
2 carottes coupées en dés
150 ml (2/3 tasse) d'orge mondé
960 ml (4 tasses) de bouillon de légumes
1,9 l (8 tasses) d'eau pure
15 ml (1 c. à soupe) de vinaigre balsamique
4 feuilles du laurier
360 ml (1 1/2 tasse) de haricots verts coupés en morceaux de 2,5 cm (1 po)
120 ml (1/2 tasse) de feuilles de céleri hachées
120 ml (1/2 tasse) de persil frais haché
30 ml (2 c. à soupe) de miso
3 ml (1/2 c. à thé) de harissa
15 ml (1 c. à soupe) de tamari ou de Braggs
3 ml (1/2 c. à thé) de sel de mer
3 ml (1/2 c. à thé) de thym séché

1. Dans un gros chaudron à soupe, mélanger les huit premiers ingrédients. Amener à ébullition, réduire le feu, couvrir et mijoter 25 minutes.
2. Ajouter les haricots verts et poursuivre la cuisson 15 minutes.
3. Mélanger ensemble le miso, le harissa, le tamari ou le Braggs. Ajouter un peu du bouillon de la soupe pour bien délayer. Ajouter au chaudron avec les feuilles de céleri, le persil, le sel et le thym. Réchauffer 1 ou 2 minutes avant de servir.

Soupe aux pois

Donne 8 portions
Végétalien

TEMPS
3½ heures

NUTRI-FICHE

Les pois sont des légumineuses riches en fibres solubles, donc utiles pour contrôler le cholestérol. Comme toutes les légumineuses, les pois sont des protéines incomplètes parce qu'ils ne contiennent pas tous les 8 (des 20) acides aminés dits essentiels (parce que le corps ne peut pas les produire). On les complète avec des céréales, des noix ou des graines. Les pois secs sont une excellente source d'acide folique et de potassium. En plus, ils contiennent du fer, du magnésium, du zinc et du phosphore. Les pois secs entiers nécessitent un trempage avant la cuisson, environ 2 heures.

☆ Coupez le céleri et les carottes en petits dés. S'ils sont la même grosseur que les pois, cela fera une plus « belle » soupe.

Le miso donne un goût riche et chaleureux à cette soupe. Peut-être que personne ne s'apercevra qu'il n'y a pas de jambon...

454 g (1 lb) de pois à soupe
eau pure
8 ml (½ c. à soupe) d'huile d'olive de première pression à froid
1 gros oignon haché
2 gousses d'ail émincées
2 branches de céleri coupées en petits dés
2 carottes coupées en petits dés
3 feuilles de laurier
1,2 l (5 tasses) de bouillon de légumes
480 ml (2 tasses) d'eau pure
3 ml (½ c. à thé) de thym séché
3 ml (½ c. à thé) de romarin séché
3 ml (½ c. à thé) de sel de mer
2 pincées de cayenne
15 ml (1 c. à soupe) de miso

1. Dans un chaudron, bien recouvrir les pois. Porter à ébullition et bouillir 1 minute. Retirer du feu et laisser reposer 1 heure. Drainer. On peut aussi faire tremper les pois de 6 à 8 heures et éliminer cette étape.
2. Dans un gros chaudron à soupe, faire tomber l'oignon dans l'huile environ 2 minutes. Ajouter l'ail et poursuivre la cuisson 1 minute.
3. Ajouter le céleri et les carottes. Cuire 5 minutes.

4. Ajouter les feuilles de laurier, les pois, le bouillon et l'eau. Amener à ébullition. Réduire le feu, couvrir et mijoter 90 minutes.

5. Ajouter les fines herbes, le sel et la cayenne. Poursuivre la cuisson 30 minutes.

6. Délayer le miso dans un peu de soupe et bien l'incorporer. Servir.

❧ ❧ ❧ ❧ ❧ ❧

Donne 12 portions
Végétalien

TEMPS
préparation : 25 minutes
total : 60 minutes

La parole a été donnée à l'homme pour dissimuler sa pensée.

Talleyrand

Pas dans le cas de cette soupe. Vous n'aurez que de belles choses à dire de celle-ci... et vous les penserai vraiment.

SOUPE HIVERNALE

Nous avons tous nos plats réconfortants préférés. Cette soupe figure parmi les miens. Après une dure journée, pendant une tempête de neige, près d'un feu de foyer, elle vous fera oublier tous les ennuis de la journée.

15 ml (1 c. à soupe) d'huile d'olive de première pression à froid
1 oignon haché
1 poireau coupé en demi-lunes
1 gousse d'ail émincée
1,9 l (8 tasses) de bouillon de légumes
960 ml (4 tasses) d'eau
60 ml (¼ tasse) d'orge mondé
75 ml (⅓ tasse) de petites lentilles vertes
2 feuilles de laurier
2 branches de céleri tranchées
240 ml (1 tasse) de navet coupé en dés
2 carottes coupées en dés
1 boîte de 976 ml (28 oz) de tomates avec le jus, coupées en dés
240 ml (1 tasse) de pois verts congelés
120 ml (½ tasse) de persil frais haché
3 ml (½ c. à thé) de thym
pincée de sel de mer
pincée de cayenne

1. Faire suer l'oignon, le poireau et l'ail dans l'huile, à feu moyen, environ 5 minutes.
2. Ajouter le bouillon, l'eau, l'orge, les lentilles et les feuilles de laurier. Amener à ébullition, baisser le feu et mijoter 15 minutes.
3. Ajouter le céleri, le navet, les carottes et les tomates. Poursuivre la cuisson 45 minutes.
4. Ajouter tous les autres ingrédients, continuer à mijoter 15 minutes jusqu'à ce que les légumes soient tendres.

LES TREMPETTES, LES TARTINADES ET LES PÂTÉS

TREMPETTE PIQUANTE À L'AIL

Donne 360 ml (1½ tasse)
Lactovégétarien

TEMPS
5 minutes

Un ami fidèle est le médicament de la vie.

Apocrypha

L'ail, lui, soigne le corps et le cœur. Mangez-en souvent.

❐ Se conserve de trois à quatre jours au réfrigérateur.

Pour toutes vos crudités. Ajoutez plus de yogourt pour en faire une vinaigrette extraordinaire pour votre salade aux épinards préférée.

240 ml (1 tasse) de fromage cottage 1 % M.G.
120 ml (½ tasse) de yogourt nature 0,1 % M.G.
1 gousse d'ail coupée en 2 ou 3 morceaux
4 oignons verts coupés en morceaux
15 ml (1 c. à soupe) de basilic frais (ou 3 ml [½ c. à thé] séché)
3 à 5 ml (½ à 1 c. à thé) de moutarde de Dijon (au goût)
pincée de sel marin
pincée de cayenne

1. Passer le tout au robot ou au mélangeur jusqu'à ce que ce soit onctueux.
2. Laisser reposer au réfrigérateur au moins 1 heure pour développer les saveurs.

TREMPETTE ROSÉE

Donne environ 120 ml (½ tasse)
Végétalien

TEMPS
10 minutes

Les véritables amitiés prennent de la valeur avec les années.

(Tiré du « Calendrier de l'amitié 1996 »)

La soyannaise ou la nayonnaise sont des substituts végétaliens pour la mayonnaise. Elles sont faites à base de soya et sont beaucoup moins grasses. On les trouve dans les magasins d'aliments naturels.

Cette recette me vient de ma grande amie Danielle. Celle-ci aime avoir du monde autour d'elle et recoit donc beaucoup. Elle a toujours un grand plat de crudités prêt à l'heure de l'apéro ou de la collation. Cette trempette est une de ses préférées.

45 ml (3 c. à soupe) de soyannaise ou nayonnaise
30 ml (2 c. à soupe) de yogourt nature à 0,1 % M.G.
45 ml (3 c. à soupe) de sauce chili
3 ml (½ c. à thé) de raifort en crème
1 gousse d'ail émincée
1 oignon vert, haché finement
3 ml (½ c. à thé) de ciboulette
pincée de cayenne

1. Mélanger tous les ingrédients à la cuillère et servir.

Trempette de Provence

Donne 150 ml (2/3 tasse)
Lactovégétarien

❧ ❧ ❧

TEMPS
10 minutes

Cette trempette est meilleure si on la prépare à l'avance et la laisse au réfrigérateur quelques heures. Elle accompagne parfaitement les crudités.

45 ml (3 c. à soupe) de fromage cottage 1 % M.G.
45 ml (3 c. à soupe) de soyannaise ou nayonnaise
60 ml (4 c. à soupe) de yogourt nature 0,1 % M.G.
1 gousse d'ail hachée finement
5 ml (1 c. à thé) de moutarde de Dijon
4 ml (3/4 c. à thé) d'herbes de Provence
pincée de sel de mer
pincée de cayenne

❧ ❧ ❧ ❧ ❧

1. Dans un petit plat, écraser le fromage cottage à la fourchette.
2. Ajouter tous les autres ingrédients et bien mélanger.

Trempette aux légumes

Donne environ 360 ml (1 1/2 tasse)
Lactovégétarien

❧ ❧ ❧

TEMPS
5 minutes
(si le fromage de yogourt est fait)

240 ml (1 tasse) de fromage de yogourt (voir page 54)
30 ml (2 c. à soupe) de soyannaise
1 oignon vert haché fin
30 ml (2 c. à soupe) de carotte râpée (ou de poivron rouge)
60 ml (1/4 tasse) d'épinards hachés (ou d'oseille)
15 ml (1 c. à soupe) de céleri finement haché
3 ml (1/2 c. à thé) d'herbes de Provence
2 ml (1/4 c. à thé) d'aneth séché
pincée de sel de mer
pincée de cayenne
pincée de paprika

❧ ❧ ❧ ❧ ❧

1. Bien mélanger tous les ingrédients. Servir avec des cubes de pain pumpernickel.

Trempette Mexicana

Donne environ 240 ml (1 tasse)
Lactovégétarien

TEMPS
5 minutes
(si le fromage
de yogourt est fait)

Puisque les mâchoires remuent, pourquoi ne pas mettre quelque chose entre les dents ?

W. Wrigley Jr.

...Et pourquoi pas de bonnes crudités servies avec cette délicieuse trempette. Elle se prépare dans un temps record.

Cette trempette donnera du piquant à vos crudités. Elle peut aussi être utilisée comme tartinade ou pour remplacer la mayonnaise dans les sandwichs.

1 tasse de fromage de yogourt (voir recette ci-dessous)
1 gousse d'ail émincée
30 ml (2 c. à soupe) de salsa
3 ml (½ c. à thé) d'herbes de Provence séchées
15 ml (1 c. à soupe) de ciboulette fraîche
pincée de sel de mer

1. Bien mélanger tous les ingrédients.

Pour faire du fromage de yogourt, il suffit de faire couler du yogourt sans gras et sans gélatine au réfrigérateur de 12 à 24 heures (selon la consistance désirée) pour en séparer le petit lait. Il se vend des filtres spécialement conçus pour cette opération, ou utilisez une passoire dans laquelle vous avez mis deux épaisseurs de coton-fromage. Cela prend environ 360 ml (1½ tasse) de yogourt nature pour faire 240 ml (1 tasse) de fromage. Ne jetez surtout pas le petit lait. On peut s'en servir dans nos recettes de muffins préférés.

TREMPETTE AU TAHINI

Donne environ 240 ml (1 tasse)
Lactovégétarien

TEMPS
5 minutes
(si le fromage
de yogourt est fait)

Les compliments qui flattent le plus sont ceux que l'on n'est pas tout à fait sûr de mériter.

G. de Rohan-Chabot

La première fois que j'ai servi cette trempette je croyais qu'il y manquait quelque chose. Mes amis, eux, en ont raffolé !

☆ On peut aussi utiliser cette trempette pour tartiner nos biscottes préférées.

Vous trouverez la sauce au gingembre et chili dans les marchés orientaux. Si vous n'en trouvez pas, vous pouvez substituer 2 ml (1/4 c. à thé) de gingembre frais râpé et 3 à 4 gouttes de sauce Tabasco, ou encore une bonne pincée de cayenne.

Cette trempette accompagne à merveille toutes vos crudités et rehausse tout spécialement le céleri, le brocoli et les poivrons.

240 ml (1 tasse) de fromage de yogourt (voir page 54)
1 gousse d'ail émincée
30 ml (2 c. à soupe) de tahini
5 ml (1 c. à thé) de jus de citron
3 ml (1/2 c. à thé) de tamari
3ml (1/2 c. à thé) de sauce au gingembre et chili
pincée de sel de mer

1. Mélanger tous les ingrédients. Si le temps le permet, laisser au réfrigérateur environ 2 heures pour bien marier les saveurs.

TZATZIKI

Donne environ 360 ml
(1½ tasse)
Lactovégétarien

TEMPS
pour égoutter le concombre :
30 minutes
préparation : 5 minutes

NUTRI-FICHE

Il y a plus de 25 espèces de menthe. La menthe poivrée peut contenir plus de 90 % de menthol qui est responsable de son goût et de ses propriétés thérapeutiques. La menthe verte (ou douce) n'en contient pas ; une petite quantité suffit. À faible dose, elle peut nous aider à combattre l'insomnie mais à forte dose, le contraire est vrai ; elle stimule et peut même provoquer l'insomnie ! En alimentation, la menthe est sucrée, rafraîchissante et digestive. En usage thérapeutique, on la dit digestive, stomachique, expectorante, tonique, antiseptique et antispasmodique.

Pour bien égoutter le concombre ou en exprimer tout l'eau, râpez-le après l'avoir pelé et épépiné ; déposez dans une passoire et ajoutez une grosse pincée de sel de mer. Déposez un poids sur le mélange et laissez égoutter environ 30 minutes. Pressez bien.

Voici une version allégée d'une trempette classique grecque. À la façon traditionnelle, cette trempette est servie avec des cubes de pain croûté. Essayez-la aussi avec des crudités comme le céleri et le brocoli, ou encore pour tartiner vos sandwichs.

1 concombre anglais pelé et épépiné, râpé et égoutté
240 ml (1 tasse) de fromage de yogourt (page 54)
1 gousse d'ail émincée
15 ml (1 c. à soupe) de jus de citron frais
2 à 3 feuilles de menthe poivrée fraîche (une pincée si séchée)
1 branche d'aneth frais (une pincée si séché)
pincée de sel de mer
pincée de cayenne

1. Bien mélanger tous les ingrédients.

GUACAMOLE

Donne environ 240 ml (1 tasse)
Végétalien

TEMPS
5 minutes

La gloire d'un bon avocat consiste à gagner un mauvais procès.

Honoré de Balzac

Oups ! Il ne s'agit pas des mêmes avocats. Je m'en tiens au genre comestible...

Cette recette est meilleure si elle est préparée une ou deux heures avant de la servir. On peut aussi la servir immédiatement. Le jus de citron protège contre l'oxydation, mais le lendemain l'avocat peut noircir un peu ce qui peut rendre le plat moins appétissant aux yeux même si le goût n'est pas altéré.

Excellente avec des tortillas ou du pain pita comme hors-d'œuvre, collation ou repas léger, accompagnée d'une salade.

1 gros avocat bien mûr en purée
1 petite tomate hachée finement
1 oignon vert haché
15 ml (1 c. à soupe) de poivron vert haché finement
30 ml (2 c. à soupe) de jus de citron frais
pincée de cumin moulu
pincée de sel de mer
pincée de cayenne

1. Mélanger délicatement tous les ingrédients.

HUMMUS

Donne 480 ml (2 tasses)
Végétalien

TEMPS
10 minutes

NUTRI-FICHE

Le pois chiche, aussi appelé garbanzo, est un aliment de qualité nutritionnelle supérieure. Il est économique et polyvalent. Source exceptionnelle de protéines et de glucides, les pois chiches sont aussi riches en fibres, en fer, en zinc et en calcium. Faites-en cuire plus que ce dont vous aurez besoin pour cette recette. Ainsi, vous en aurez toujours à portée de main.

☆ Servez l'hummus comme tartinade ou comme trempette épaisse, avec des triangles de pain pita complet (c'est la façon traditionnelle). Pour varier, servez avec des bâtonnets de céleri, de carottes et de courgettes.

❐ Se conserve jusqu'à une semaine au réfrigérateur dans un contenant de plastique ou de verre.

Tout le monde a sa recette préférée pour cette tartinade de base du Moyen-Orient. Voici la mienne qui ne contient que le minimum de gras.

480 ml (2 tasses) de pois chiches cuits
2 à 4 gousses d'ail grossièrement hachées
60 ml (1/4 tasse) de jus de citron frais
45 ml (3 c. à soupe) de tahini
pincée de cumin moulu
pincée de cayenne
5 ml (1 c. à thé) d'huile d'olive de première pression à froid
15 à 60 ml (1 à 4 c. à soupe) d'eau pure

1. Mettre tous les ingrédients, à l'exception de l'eau, dans le bol du robot.
2. Réduire le tout en une purée bien lisse. Ajouter de l'eau si la purée est trop épaisse ou granuleuse, 15 ml (1 c. à soupe) à la fois.

TARTINADE AU TOFU

Il y en a qui appelle cette tartinade une « salade aux œufs sans œufs ». En effet, c'est un très bon substitut mais cette appellation est quelque peu limitative.

Donne 600 ml (2½ tasses)
Végétalien

TEMPS
15 minutes

NUTRI-FICHE

On peut dire du tofu qu'il est l'aliment caméléon par excellence, puisque nous pouvons adapter sa texture à nos besoins et qu'il absorbe le goût des aliments, des herbes, des épices et des condiments avec lesquels on le combine. Ce produit dérivé de la fève de soya peut s'employer de l'entrée au dessert. Il y a du tofu allant de ferme ou extra-ferme à mou, et du tofu soyeux (lisse). Le tofu est la seule protéine végétale qui contient presque autant d'acides aminés essentiels que les protéines animales. C'est une excellente source de fer (plus que la viande) et de magnésium, et une bonne source de potassium, niacine (B_3), de calcium, de zinc et de phosphore. Il contient aussi de l'acide folique. Le tofu ne contient pas de cholestérol, et son contenu en gras est essentiellement insaturé.

☆ Le tofu accompagne ou se combine à merveille aux céréales, aux légumes et aux autres aliments à haute teneur en vitamine C. Cette dernière aidera l'assimilation du fer. Le tofu soyeux est aussi appelé tofu « genre japonais ». On le trouve dans les magasins d'alimentation naturelle.

300 g (10 oz) de tofu ferme aux fines herbes
150 g (5 oz) de tofu soyeux ferme
1 carotte finement hachée
1 branche de céleri finement hachée
60 ml (¼ tasse) d'oignon finement haché
120 ml (½ tasse) de persil frais haché
15 ml (1 c. à soupe) de jus de citron frais
15 ml (1 c. à soupe) de soyannaise
2 ml (¼ c. à thé) de poudre de cari
5 ml (1 c. à thé) de curcuma
2 ml (¼ c. à thé) de sel de mer
pincée de cayenne

1. Mettre tous les ingrédients dans le bol du robot.
2. Réduire le tout jusqu'à une consistance de purée granuleuse (il doit rester de petits morceaux).

Fromage ultraléger à l'ail

Donne 180 ml (3/4 tasse)
Lactovégétarien

TEMPS
préparation : 5 minutes
au réfrigérateur : 2 heures

Il est beaucoup plus aisé de céder à nos vices que de développer nos vertus.

(Tiré de Pensées et Maximes pour notre temps, tome II)

Cette recette nous prouve qu'il est possible de faire l'un et l'autre en même temps.

La première fois que j'ai fait cette recette, c'était pour utiliser un reste de fromage à la crème. J'ai préparé cette tartinade en toute vitesse sans vraiment y penser. Le succès fut extraordinaire.

125 g (4 oz) de fromage à la crème léger ramolli
60 ml (1/4 tasse) de yogourt nature 0,1 % M.G.
1 à 2 gousses d'ail émincées
2 ml (1/4 c. à thé) de basilic séché
pincée de thym séché
pincée d'origan séché
persil frais haché

1. Bien mélanger le fromage et le yogourt (un mini-robot fera des merveilles).
2. Incorporer le reste des ingrédients.
3. Mettre dans un petit moule recouvert de pellicule plastique. Réfrigérer au moins 2 heures.

Terrine

Donne de 20 à 25 portions
Végétalien

❧ ❧ ❧

TEMPS
40 à 45 minutes

Je ne me fie quasi jamais aux premières pensées qui me viennent.

Descartes

C'est rare qu'une recette marche à la perfection la première fois. Celle-ci est une de ces raretés !

Délicieux en tartinade, dans du pain pita avec beaucoup de luzerne, ou pour un buffet. C'est un plat caméléon !

15 ml (1 c. à soupe) d'huile d'olive de première pression à froid

1 gros oignon grossièrement haché

3 gousses d'ail tranchées

2 branches de céleri coupées en dés

454 g (1 lb) de tofu ferme aux fines herbes coupé en cubes

120 ml (½ tasse) de lait de soya

30 ml (2 c. à soupe) de levure alimentaire

8 ml (½ c. à soupe) de vinaigre balsamique

30 ml (2 c. à soupe) de tamari

5 ml (1 c. à thé) d'huile de sésame

3 ml (½ c. à thé) de moutarde sèche

3 ml (½ c. à thé) de sel de mer

2 pincées de thym séché

pincée de cayenne

❧ ❧ ❧ ❧ ❧

1. À feu moyen élevé, faire revenir l'oignon dans l'huile 2 minutes. Ajouter l'ail et sauter 1 minute. Ajouter le céleri et poursuivre la cuisson encore 2 minutes.
2. Mettre le mélange dans le robot, ajouter le tofu et 60 ml (¼ tasse) du lait de soya. Hacher finement au robot.
3. Ajouter le reste des ingrédients, à l'exception du reste du lait de soya, et battre. Avec le robot en marche, ajouter le reste du lait de soya et poursuivre environ 1 minute jusqu'à ce que le mélange soit onctueux.
4. Verser dans un moule carré d'environ 23 cm (9 po), légèrement huilé, et cuire au four à 165 °C (325 °F) de 25 à 30 minutes. Laisser tiédir avant de mettre au réfrigérateur.

Donne 25 portions
Végétalien

TEMPS
1¼ heure

NUTRI-FICHE

Le tournesol, quelle fleur majestueuse qui nous remplit de soleil et de joie ! D'ailleurs, son nom, « Helianthus », vient du grec *belios* qui veut dire soleil. En anglais, on l'appelle « sunflower ». Son fruit, la graine de tournesol, s'utilise beaucoup dans la cuisine. Elle peut s'incorporer à toutes sortes de recettes ; elle en augmente la valeur nutritive mais aussi la teneur en gras. La graine de tournesol est une excellente source de potassium, d'acide folique, de thiamine, de fer, de magnésium, de zinc et de vitamine B_6. Elle contient aussi du calcium. Elle est réputée expectorante, donc utile en cas de rhume, de toux et d'asthme.

Ce pâté se conserve au réfrigérateur au moins une semaine. Il se congèle aussi très bien jusqu'à trois mois.

VÉGÉPÂTÉ GOURMET

15 ml (1 c. à soupe) de graines de lin
120 ml (½ tasse) de graines de tournesol crues
60 ml (¼ tasse) de graines de citrouille crues
60 ml (¼ tasse) de noix d'acajou non rôties
1 pomme de terre en cubes
1 carotte tranchée
5 champignons coupés en dés
1 gros oignon haché grossièrement
3 à 4 gousses d'ail
120 ml (½ tasse) de levure alimentaire
240 ml (1 tasse) de farine de blé entier
60 ml (¼ tasse) d'huile d'olive de première pression à froid
300 ml (1¼ tasse) de bouillon de légumes
5 ml (1 c. à thé) de basilic séché
3 ml (½ c. à thé) d'origan séché
2 ml (¼ c. à thé) de thym séché
2 ml (¼ c. à thé) de romarin séché
2 ml (¼ c. à thé) de cannelle moulue
grosse pincée de piment de Jamaïque
3 ml (½ c. à thé) de sel de mer
2 ml (¼ c. à thé) de cayenne
2 ml (¼ c. à thé) de poivre noir moulu

1. Moudre les graines de lin dans un moulin à café électrique et mettre dans le bol du robot.
2. Ajouter les graines et les noix, et les hacher finement au robot.
3. Ajouter tous les légumes et les hacher.
4. Ajouter le reste des ingrédients et réduire en purée granuleuse et épaisse.
5. Mettre dans un moule carré en verre de 23 cm (9 po) et cuire dans un four de 180 °C (350 °F) de 55 à 60 minutes.

Donne environ 36 portions
Végétalien

TEMPS
35 à 40 minutes

L'erreur est humaine, et cela peut donner des résultats fructueux.

❒ Ce plat se conserve une semaine au réfrigérateur. Il peut se congeler, mais la texture sera changée un peu.

PÂTÉ AUX FÈVES DE LIMA

Ce pâté est issu d'une erreur. Un jour, j'ai trop fait cuire des fèves de lima ; elles ne pouvaient plus servir pour la salade que je voulais préparer. Ne voulant pas les gaspiller, j'ai essayé de les récupérer. En voici le résultat.

720 ml (3 tasses) de fèves de lima cuites
300 ml (1¼ tasse) de champignons hachés grossièrement
3 gousses d'ail hachées grossièrement
1 botte d'oignons verts tranchés
30 ml (2 c. à thé) de pâte de tomate
120 ml (½ tasse) de persil frais
180 ml (¾ tasse) de tofu soyeux ferme
60 ml (¼ tasse) de bouillon de légumes
30 ml (2 c. à soupe) de bouillon de légumes (si nécessaire)
2 ml (¼ c. à thé) de sarriette
3 ml (½ c. à thé) de sauge
pincée de sel
pincée de cayenne

1. Mettre les sept premiers ingrédients dans le bol du robot et hacher finement.
2. Rajouter 60 ml (¼ tasse) du bouillon de légumes et les épices. Réduire en une belle purée lisse. Ajouter le reste du bouillon si nécessaire.
3. Verser le mélange dans un moule carré de 23 cm (9 po) légèrement huilé et cuire au four à 180 °C (350 °F) de 25 à 30 minutes. Refroidir avant de servir.

Tartinade aux lentilles orange

Donne environ 30 portions
Végétalien

❧ ❧ ❧

TEMPS
55 à 60 minutes

NUTRI-FICHE

Que ferait-on sans notre ami l'oignon ? Il est si polyvalent. Avec son cousin l'ail, l'oignon fait une combinaison sans pareil. Ses utilités culinaires sont quasi illimitées et ses nombreuses propriétés médicinales en font un légume indispensable. Il s'emploie aussi bien cuit que cru. L'oignon est une source de vitamine C, de vitamine B_6, d'acide folique et de potassium. Il est antibiotique, donc il peut prévenir les infections, les grippes et les congestions pulmonaires. Il peut aussi aider à réduire la pression sanguine et est anticoagulant. De plus, on le dit diurétique, expectorant et stimulant. Les oignons crus peuvent par contre causer des gaz et des ballonnements chez certaines personnes.

Se conserve au réfrigérateur une semaine et peut se congeler trois mois.

10 ml (1 c. à soupe) d'huile d'olive de première pression à froid
1 oignon haché
3 gousses d'ail émincées
2 branches de céleri hachées
240 ml (1 tasse) de lentilles orange
300 ml ($1\frac{1}{2}$ tasse) de bouillon de légumes
15 ml (1 c. à soupe) de graines de tournesol
8 ml ($\frac{1}{2}$ c. à soupe) de graines de lin
75 ml ($\frac{1}{3}$ tasse) de pâte de tomate
225 g ($\frac{1}{2}$ lb) de tofu ferme aux fines herbes
30 ml (2 c. à soupe) de son d'avoine
3 ml ($\frac{1}{2}$ c. à thé) d'origan séché
2 ml ($\frac{1}{4}$ c. à thé) de thym séché
2 ml ($\frac{1}{4}$ c. à thé) de romarin séché
60 ml ($\frac{1}{4}$ tasse) de persil frais haché
3 ml ($\frac{1}{2}$ c. à thé) de sel de mer
pincée de cayenne

❧ ❧ ❧ ❧ ❧

1. Dans une casserole, faire revenir les oignons dans l'huile jusqu'à ce qu'ils soient translucides. Ajouter l'ail et le céleri, et poursuivre la cuisson de 4 à 5 minutes.
2. Ajouter les lentilles et le bouillon. Amener le mélange à ébullition, réduire, couvrir et laisser mijoter 15 minutes.
3. Mettre le mélange dans le bol du robot. Dans un moulin à café électrique, moudre les graines de tournesol et de lin, et les ajouter au mélange dans le robot.

4. Ajouter le reste des ingrédients et réduire en un mélange très lisse.
5. Déposer le tout dans un moule rectangulaire de 2 l (8 tasses) légèrement huilé et cuire dans un four de 180 °C (350 °F) 25 minutes.
6. Laisser refroidir et couper en carrés.

❧ ❧ ❧ ❧ ❧ ❧

LES SALSAS
ET
LES VINAIGRETTES

Salsa à la coriandre

Donne environ 480 ml
(2 tasses)
Végétalien

TEMPS
10 minutes

Voulez-vous qu'on croie du bien de vous ?... Alors, n'en dites pas !...

Blaise Pascal

Ne dites rien avant de servir cette salsa. Et attendez les commentaires !

Merveilleux accompagnement pour les légumes grillés au barbecue ou encore pour des saucissons de tofu.

½ piment fort haché finement (genre jalapeño)
1 poivron rouge haché
60 ml (¼ tasse) de coriandre fraîche hachée
3 tomates, pelées, épépinées et coupées en dés
1 oignon rouge haché
60 ml (¼ tasse) de jus frais de limette (environ 1½ à 2 limettes)
pincée de sel de mer

1. Dans un bol, bien mélanger tous les ingrédients.

Salsa d'automne

Donne environ 720 ml
(3 tasses)
Végétalien

TEMPS
préparation : 10 minutes
au réfrigérateur : 1 heure

4 tomates bien mûres, coupées en petits dés
240 ml (1 tasse) de maïs en grains cuit
1 botte d'oignons verts tranchés
60 ml (¼ tasse) de céleri en dés
60 ml (¼ tasse) de poivron vert en dés
1 petit piment jalapeño haché finement
15 ml (1 c. à soupe) de basilic frais haché
8 ml (½ c. à soupe) d'origan frais haché
jus d'une limette
8 ml (½ c. à soupe) de vinaigre de vin rouge ou de vinaigre balsamique

1. Dans un bol, bien mélanger tous les ingrédients.
2. Mettre au réfrigérateur environ 1 heure pour bien marier les saveurs.

VINAIGRETTE CHAUDE « LAMPE D'ALADIN »

Donne environ 60 ml (¼ tasse) (ou assez pour une salade pour 4 personnes)
Végétalien

TEMPS
5 minutes

☆ Cette vinaigrette est particulièrement bonne servie sur des feuilles d'épinards ou de la laitue frisée mélangée avec du radicchio et de l'oseille, ou encore sur d'autres feuillus verts un peu piquants ou amers.

Cette vinaigrette me fait penser à l'atmosphère envoûtante des marchés du Moyen-Orient : riche, parfumée, un peu mystique, romantique et exotique.

- 23 ml (1½ c. à soupe) d'huile d'olive de première pression à froid
- 3 ml (½ c. à thé) de cumin moulu
- 2 ml (¼ de c. à thé) de piment fort broyé séché
- 30 ml (2 c. à soupe) d'oignon rouge finement haché
- 8 ml (½ c. à soupe) d'huile de sésame
- 15 ml (1 c. à soupe) de vinaigre de riz
- 8 ml (½ c. à soupe) de tamari
- pincée de sel de mer

1. Faire chauffer l'huile d'olive dans un tout petit poêlon jusqu'à ce qu'il soit chaud mais ne fume pas ou ne bouillonne pas, c'est-à-dire moins d'une minute.
2. Ajouter le cumin et le piment fort. Chauffer 30 secondes en mélangeant continuellement.
3. Ajouter l'oignon et poursuivre la cuisson 1 minute.
4. Ajouter le reste des ingrédients et cuire jusqu'à ce que le mélange soit bien chaud et odorant environ 1 minute.

Vinaigrette exotique

Cette vinaigrette est excellente sur une salade verte ou de légumes. Elle a un goût riche et un peu mystérieux, ou fumé... venant du vinaigre balsamique.

Donne environ 120 ml
(½ tasse)
Végétalien

❧ ❧ ❧

TEMPS
préparation : 5 minutes
au réfrigérateur : 1 heure

Le plaisir le plus délicat est de faire celui d'autrui.

Jean de La Bruyère

Servez cette vinaigrette sur une salade d'épinards ou de brocoli à vos invités. Vous verrez le plaisir dans leurs yeux.

☆ Je me sers d'un bocal en verre que j'ai recyclé pour faire mes vinaigrettes. C'est idéal. On met tous les ingrédients dans le pot, on le ferme bien et on brasse. Pas d'ustensiles ni de vaisselle supplémentaires.

60 ml (4 c. à soupe) d'huile d'olive de première pression à froid
23 ml (1½ c. à soupe) de vinaigre de vin rouge
15 ml (1 c. à soupe) de vinaigre balsamique
2 gousses d'ail hachées finement
3 ml (½ c. à soupe) de tamari
5 ml (1 c. à thé) de moutarde de Dijon
15 ml (1 c. à soupe) d'origan frais haché finement (3 ml [½ c. à thé] séché)
persil frais
pincée de sel de mer
pincée de cayenne

❧ ❧ ❧ ❧ ❧

1. Mélanger le tout, en brassant, jusqu'à ce que le tout soit homogène.
2. Laisser macérer au réfrigérateur au moins 1 heure avant d'utiliser.

Vinaigrette corsée

Donne 75 ml ($\frac{1}{3}$ tasse)
Végétalien

TEMPS
5 minutes

Se conserve au réfrigérateur de 7 à 10 jours.

Le vinaigre balsamique et le harissa donnent beaucoup de chaleur, de profondeur et de saveur à cette vinaigrette. Elle rehausse à merveille les salades de légumes.

60 ml ($\frac{1}{4}$ tasse) d'huile d'olive de première pression à froid
23 ml (1 $\frac{1}{2}$ c. à soupe) de vinaigre balsamique
15 ml (1 c. à soupe) de vinaigre de vin rouge
5 ml (1 c. à thé) de moutarde de Dijon
3 ml ($\frac{1}{2}$ c. à thé) de harissa
2 gousses d'ail émincées
5 ml (1 c. à thé) de thym frais (2 ml [$\frac{1}{4}$ c. à thé] séché)
pincée de sel de mer (facultatif)

1. Bien mélanger tous les ingrédients dans un bocal en verre.

Vinaigrette passe-partout

Donne 120 ml ($\frac{1}{2}$ tasse)
Végétalien

TEMPS
5 minutes

Vieillir est le seul moyen de vivre longtemps. (Adaptée d'une phrase de Marie de Sévigné.)

L'effet bénéfique de l'huile d'olive nous aide à bien vieillir en beauté et en santé.

Cette vinaigrette délicieuse est facile à préparer. Elle peut servir tant pour la salade verte que pour celle aux légumes, ou encore pour napper les légumes cuits à la vapeur. Ayez-en toujours au réfrigérateur. La recette peut être doublée et même triplée.

75 ml (5 c. à soupe) d'huile d'olive de première pression à froid
45 ml (3 c. à soupe) de vinaigre de vin rouge
2 gousses d'ail émincées
10 ml (2 c. à thé) de moutarde de Dijon
15 ml (1 c. à soupe) d'origan frais

1. Mélanger tous les ingrédients.

Donne environ 240 ml (1 tasse)
Lactovégétarien

TEMPS
préparation : 5 minutes
au réfrigérateur : 1 heure

NUTRI-FICHE

L'huile d'olive est le jus décanté et filtré des olives. Il en faut de 4 à 5 kilos (9 à 11 lb) pour chaque litre d'huile. C'est un gras végétal et monoinsaturé très digestible. Il est recommandé de toujours utiliser l'huile d'olive extra-vierge de première pression à froid. L'huile d'olive peut être bénéfique dans la prévention des maladies cardiovasculaires. Elle contient 100 % de gras, donc allez-y en douceur.

Cette vinaigrette se conserve bien au réfrigérateur de 7 à 10 jours.

Le sucanat, ou le sucre brut, se trouve chez votre marchand d'aliments naturels.

VINAIGRETTE ITALIENNE

Une bonne vinaigrette de base pour les salades vertes, de légumes ou de pâtes. Ou encore, mettez-en 15 ml (1 c. à soupe) sur vos légumes cuits à la vapeur.

- 120 ml (½ tasse) d'huile d'olive de première pression à froid
- 75 ml (⅓ tasse) de jus de citron fraîchement pressé
- 30 ml (2 c. à soupe) de vinaigre de vin rouge (ou vinaigre de cidre de pomme)
- 2 gousses d'ail émincées
- 15 ml (1 c. à soupe) d'origan frais, haché finement
- 5 ml (1 c. à thé) de thym frais
- 15 ml (1 c. à soupe) de persil frais
- 23 ml (1½ c. à soupe) de parmesan râpé
- pincée de piment fort broyé séché
- 2 ml (¼ c. à thé) de sel de mer
- pincée de sucanat

1. Bien mélanger tous les ingrédients. Laisser reposer 1 heure au réfrigérateur avant l'utilisation.

VINAIGRETTE CRÉMEUSE

Donne environ 150 ml
(2/3 tasse)
Lactovégétarien

TEMPS
5 minutes

Le charme frappe l'esprit, mais le mérite gagne l'âme.

Alexander Pope

Cette vinaigrette fera les deux avec les deux !

Se conserve bien au réfrigérateur de 7 à 10 jours.

Une de mes vinaigrettes préférées, pour la salade de pommes de terre, la salade de chou et la salade de légumes. Ayez-en toujours à portée de main.

30 ml (2 c. à soupe) de vinaigre de vin rouge
45 ml (3 c. à soupe) de jus de citron frais
30 ml (2 c. à soupe) de soyannaise
45 ml (3 c. à soupe) de yogourt nature sans gras ou 0,1 % M.G.
2 gousses d'ail émincées
8 ml (1 1/2 c. à thé) de moutarde de Dijon
3 ml (1/2 c. à thé) de harissa
pincée de sel de mer
pincée de cayenne

1. Bien mélanger tous les ingrédients dans un bocal en verre et en arroser votre salade préférée.

VINAIGRETTE DOUCE

Donne environ 150 ml
(2/3 tasse)
Végétalien

TEMPS
5 minutes

Excellente pour la salade de chou.

75 ml (5 c. à soupe) d'huile d'olive de première pression à froid
15 ml (1 c. à soupe) de vinaigre de vin rouge
45 ml (3 c. à soupe) de vinaigre de cidre de pomme
1 gousse d'ail émincée
5 ml (1 c. à thé) de moutarde au miel
5 ml (1 c. à thé) d'origan frais
8 ml (1/2 c. à soupe) de persil frais

1. Bien mélanger ou fouetter tous les ingrédients dans un bocal en verre.

VINAIGRETTE CÉSAR

Donne environ 240 ml (1 tasse)
Végétalien

TEMPS
10 minutes

NUTRI-FICHE

Le varech est une algue qui croît très vite. On le retrouve sur les côtes pacifique et atlantique du Canada et des États-Unis. Le varech moulu sert surtout de condiment ou est utilisé comme supplément alimentaire quand il est pressé en capsules. Cette algue contient beaucoup d'iode dont la glande thyroïde a besoin pour fabriquer ses hormones. Elle contribue à une bonne assimilation du calcium et contient beaucoup de minéraux ainsi que de la chlorophylle. Mais, attention, elle contient aussi beaucoup de sodium !

Une vinaigrette classique refaite sans produits ou sous-produits d'origine animale et avec beaucoup moins de gras. Qui a dit que manger sainement c'était « plate » ? Certainement personne que je connaisse.

75 ml (1⁄3 tasse) de tofu soyeux ferme
45 ml (3 c. à soupe) d'huile d'olive de première pression à froid
jus d'un citron (ou 1⁄2 citron au goût)
30 ml (2 c. à soupe) de lait de soya
30 ml (2 c. à soupe) d'eau pure
3 gousses d'ail émincées
2 ml (1⁄4 c. à thé) de poudre de varech (plus une pincée pour la chance !)
3 ml (1⁄2 c. à thé) de moutarde sèche
3 ml (2 c. à soupe) de levure alimentaire
pincée de sel de mer
pincée de cayenne
30 ml (2 c. à soupe) de persil frais haché

1. Mélanger les cinq premiers ingrédients à l'aide d'un mélangeur à la main.
2. Ajouter le reste des ingrédients et bien fouetter.

SAUCE À SALADE

Donne 120 ml (1⁄2 tasse)
Lactovégétarien

TEMPS
5 minutes

120 ml (1⁄2 tasse) de fromage de yogourt (voir page 54)
1 gousse d'ail émincée
3 ml (1⁄2 c. à thé) d'herbes de Provence
2 ml (1⁄4 c. à thé) de raifort râpé ou en crème
15 ml (1 c. à soupe) de persil frais haché
pincée de sel de mer

1. Mélanger délicatement tous les ingrédients et servir sur une salade de tomates, de concombres et de céleri par exemple.

LES SALADES

Il faut quatre hommes pour faire une salade :

- *un prodigue pour l'huile ;*
- *un avare pour le vinaigre ;*
- *un sage pour le sel ; et*
- *un fou pour le poivre.*

François Coppée

Les tomates en salade

Il n'y a nul si bonne et désirable finesse que la simplicité.

Saint François de Sales

Quelqu'un arrive chez vous à la dernière minute ? Vous voulez vous offrir une petite gâterie ? Alors, allez-y pour des salades aux tomates dépanneurs. Belles, bonnes, simples et, surtout, vite faites.

Ajoutez-y un petit verre de vin, du bon pain et voilà ! Faites-en assez pour deux, quatre, six ou huit personnes.

Une première

Verser 15 ou 30 ml (1 ou 2 c. à soupe) d'huile d'olive de première pression à froid dans une assiette et l'additionner de deux ou trois bonnes pincées de cumin moulu, un peu de sel de mer et une pincée de cayenne. Ajouter des tranches de tomates et les badigeonner d'huile parfumée. Ajouter du persil frais.

Une deuxième

Déposer des tranches de tomates et d'avocats dans une assiette. Ajouter une ou deux gousses d'ail émincées, un filet d'huile d'olive de première pression à froid et du jus de citron fraîchement pressé. Garnir de persil.

Une troisième

Couper de petites tomates cerises en deux et les déposer dans un saladier. Ajouter une gousse d'ail émincée, trois ou quatre oignons verts tranchés, une pincée de sel de mer, du persil frais, de l'origan ou du basilic frais, 15 ml (1 c. à soupe) d'huile d'olive de première pression à froid et 15 ml (1 c. à soupe) de vinaigre balsamique.

Une quatrième

Déposer des tomates en quartiers ou en cubes dans un bol. Y ajouter un oignon haché grossièrement, une dizaine d'olives noires coupées en juliennes, de l'origan frais, environ 60 ml (1/4 tasse) de fromage feta en cubes et du persil. Arroser d'un mélange d'huile d'olive de première pression à froid et de vinaigre de vin rouge, avec une pincée de sel de mer et une pincée de cayenne.

Les feuilles en fête

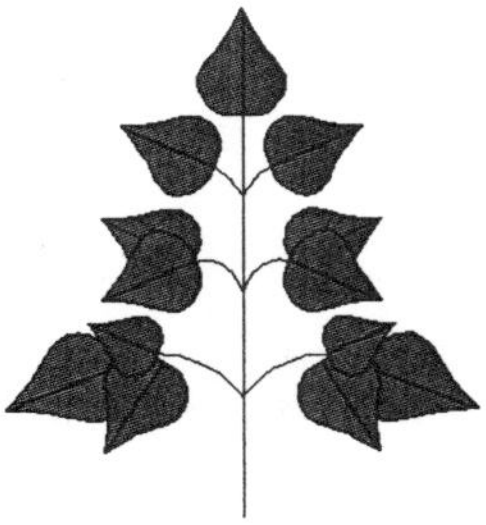

Simple et sophistiquée
(4 portions)

1 tête de laitue boston lavée, séchée et déchiquetée
½ botte d'aragula lavée, séchée et déchiquetée
60 ml (¼ tasse) d'olives noires tranchées
15 ml (1 c. à soupe) d'huile d'olive de première pression à froid
23 ml (1½ c. à soupe) de jus de citron frais
pincée de sel de mer
pincée de cayenne

Simplement verte
(4 portions)

1 tête de laitue romaine lavée, séchée et déchiquetée
1 botte d'oignons verts tranchés
3 jeunes feuilles d'achillée millefeuille (en vieillissant, les feuilles deviennent très amères)
ciboulette fraîche hachée, à volonté
15 ml (1 c. à soupe) d'huile d'olive de première pression à froid
15 ml (1 c. à soupe) de vinaigre de vin rouge
pincée de sel de mer
pincée de cayenne

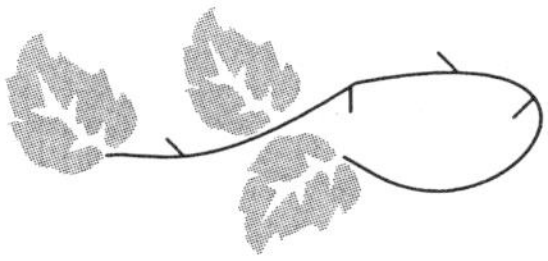

Un peu de tout
(4 portions)

1 tête de boston laitue lavée, séchée et déchiquetée
3 feuilles de laitue frisée verte ou rouge, lavées, séchées et déchiquetées
3 feuilles d'oseille hachées
8 feuilles de livèche hachées
6 feuilles de radicchio lavées, séchées et déchiquetées
ciboulette fraîche à volonté
vinaigrette chaude « Lampe d'Aladin », page 69

Salade simplement exquise

Donne 4 portions
Lactovégétarien

TEMPS
15 minutes

Il y a trois choses qui sont bien faites rapidement : se sauver d'un désastre, éviter les querelles et attraper des mouches.

H. G. Bohn

Évidemment, monsieur Bohn n'a jamais goûté à cette salade...

Servie comme entrée, à la fin du repas, ou encore comme repas léger, cette salade au goût délicat saura ouvrir l'appétit en douceur ou nettoyer le palais. À vous de choisir !

1 grosse tête de laitue boston
4 champignons tranchés
75 ml (1/3 tasse) de pomme rouge tranchée mince (chaque tranche coupée en deux ou trois morceaux)
60 ml (1/4 tasse) de fromage feta en petits cubes
15 ml (1 c. à soupe) de graines de tournesol crues
15 ml (1 c. à soupe) de graines de citrouilles crues
30 ml (2 c. à soupe) de raisins secs (facultatif)

Vinaigrette

15 ml (1 c. à soupe) d'huile de noix de première pression à froid
15 ml (1 c. à soupe) de vinaigre balsamique
8 ml (1/2 c. à soupe) d'eau
1 gousse d'ail émincée finement
2 ml (1/4 c. à thé) de moutarde de Dijon
2 pincées de cayenne
1 branche de thym frais
pincée de sel de mer

1. Bien laver, essorer et déchiqueter la laitue ; déposer dans un saladier.
2. Ajouter tous les autres ingrédients et bien mélanger.

Vinaigrette

1. Bien mélanger tous les ingrédients avec un fouet et verser sur la salade. Servir.

SALADE D'ÉPINARDS ET DE FÈVES GERMÉES

Donne 6 portions en entrée
ou 3 à 4 assiettes principales
Lactovégétarien

TEMPS
15 minutes

NUTRI-FICHE

Des pousses, ou des germinations telles que les pousses de tournesol, la luzerne, le fenugrec, etc., sont un vrai petit coup de santé et de soleil. En plus d'être une excellente source de vitamines et de minéraux, les germinations contiennent assez de protéines pour être considérées comme un aliment complet. C'est une nourriture vivante, remplie d'enzymes, de chlorophylle et de « soleil condensé ». Mangez-en souvent.

Mariage heureux de l'Orient et de l'Occident, cette salade se sert en entrée mais est assez consistante pour un repas léger.

1 tête de laitue boston
½ botte d'épinards frais (ou ½ paquet de 283 g [10 oz])
480 ml (2 tasses) de fèves germées (« chop suey »)
240 ml (1 tasse) de pousses de tournesol
5 champignons tranchés
1 petit poivron rouge coupé en dés
4 oignons verts tranchés
60 ml (¼ tasse) de fromage feta émietté
30 ml (2 c. à soupe) de raisins secs
60 à 75 ml (4 à 5 c. à soupe) de vinaigrette exotique (page 70) ou de vinaigrette corsée (page 71)

1. Bien laver, essorer et déchiqueter la laitue et les épinards ; déposer dans un saladier.
2. Ajouter tous les autres ingrédients dans l'ordre énuméré et mélanger délicatement.

Salade de brocoli à l'orientale

Donne 6 portions
Végétalien

TEMPS
préparation : 15 minutes
au réfrigérateur : 2 heures

La facilité est le plus beau don de la nature.

Chamfort

Rien de plus facile à préparer que cette salade. Vos invités en redemanderont encore et encore.

Au printemps, quand les asperges sont de saison, substituez-les au brocoli. Faites-les cuire à la vapeur de 5 à 7 minutes et les couper en morceaux de 5 cm (2 po).

Cette salade est meilleure si on laisse le brocoli cru, mais si les crudités vous ennuient, vous pouvez les cuire 5 minutes à la vapeur.

Cette salade est une des plus polyvalentes que je connaisse : pour un buffet, une entrée, un pique-nique ou un barbecue. Sur des feuilles de laitue, avec une tranche de pain complet, cette salade peut devenir un plat principal ou un lunch, pour deux ou trois personnes.

1,5 à 1,7 l (6 à 7 tasses) de bouquets de brocoli
3 petites carottes coupées en tranches diagonales minces
30 ml (2 c. à soupe) de graines de tournesol crues
90 à 105 ml (6 à 7 c. à soupe) de vinaigrette exotique (page 70)

1. Déposer le brocoli, les carottes et les graines de tournesol dans un saladier.
2. Ajouter la vinaigrette et bien mélanger le tout.
3. Laisser macérer au réfrigérateur au moins 1 heure, mais préférablement 2 heures.

SALADE AUX CAROTTES

Donne de 8 à 10 portions
Végétalien

TEMPS
10 minutes

NUTRI-FICHE

La carotte nous vient originalement du Moyen-Orient et de l'Asie centrale, il y a de cela des milliers d'années. C'est un légume de choix chez nous. Elle se conserve jusqu'à trois semaines au réfrigérateur dans un sac en plastique à légumes. Ces sacs ont de petits trous pour éviter la condensation. La carotte est une excellente source de vitamine A. C'est aussi une source de potassium, de vitamines B_6 et C, d'acide folique et de magnésium. Ses vertus pour la santé sont quasi infinies. On connaît son rôle pour la vision. Elle est bénéfique pour le foie (surtout en jus), a des propriétés anticancéreuses et aiderait à réduire le cholestérol dans le sang. Et j'en passe.

❐ Cette salade se conserve très bien au réfrigérateur de trois à quatre jours. Les carottes resteront bien croquantes.

Excellente en entrée avant un plat au cari, ou encore pour un buffet. À votre choix.

454 g de carottes (1 lb) coupées en juliennes de 5 cm (2 po)
60 ml (¼ tasse) de raisins secs
180 ml (¾ tasse) de persil frais haché (ou au goût)

Vinaigrette

30 ml (2 c. à soupe) d'huile d'olive de première pression à froid
30 ml (2 c. à soupe) de vinaigre de cidre
5 ml (1 c. à thé) de moutarde de Dijon
5 ml (1 c. à thé) de miel non pasteurisé
2 ml (¼ c. à thé) + 1 pincée de cari en poudre
grosse pincée de cumin
pincée de cayenne
pincée de sel de mer

1. Mélanger tous les ingrédients de la vinaigrette dans un bocal.
2. Dans un saladier, mélanger les carottes, les raisins et le persil. Y verser la vinaigrette. Bien mélanger.

Donne 4 portions
Végétalien

TEMPS
15 minutes

Un peu piquant, un peu doux, un peu sucré, un peu salé.

Quel caractère ! Quelle salade !

❒ Cette salade ne se conserve pas bien et ne devrait être préparée qu'à la dernière minute afin d'en garder toute sa fraîcheur.

☆ Durant la saison des concombres, substituez-les aux courgettes. Vous pouvez aussi ajouter 75 ml (1/3 tasse) de fromage feta émietté pour une salade plus consistante.

SALADE « ITALO-GRECQUE »

Quelle combinaison !

4 tomates moyennes coupées en dés
1 petit oignon haché grossièrement
1 courgette moyenne coupée en dés
60 ml (1/4 tasse) d'olives noires, tranchées finement
1 petit piment jalapeño haché très fin (ou 30 ml [2 c. à soupe] en conserve)
15 ml (1 c. à soupe) d'origan frais
30 ml (2 c. à soupe) de persil frais haché
15 ml (1 c. à soupe) d'huile d'olive de première pression à froid
23 ml (1 1/2 c. à soupe) de vinaigre de vin rouge
pincée de sel de mer

1. Mélanger délicatement, dans l'ordre indiqué, tous les ingrédients dans un saladier et servir.

SALADE AUX CŒURS DE PALMIERS

Donne de 8 à 10 portions
Végétalien

❧ ❧ ❧

TEMPS
15 minutes

❒ Cette salade peut être préparée la veille et se conserve deux jours au réfrigérateur.

☆ Substituez une courgette jaune et des olives noires à la courgette verte et aux olives vertes.

Une autre variante : Ajoutez un petit poivron rouge coupé en dés et remplacez les olives vertes par des noires.

Je n'emploie presque pas de conserves, sauf les cœurs de palmiers, les cœurs d'artichauts, les olives noires et, de temps en temps, les tomates. Ce sont des dépanneurs par excellence. Voici une salade qui se prépare en un clin d'œil.

2 boîtes de 425 ml (14 oz) de cœurs de palmiers coupés en rondelles

1 courgette verte coupée en dés

1 botte d'oignons verts tranchés

120 ml (½ tasse) d'olives vertes farcies et tranchées

persil frais haché

75 à 90 ml (5 à 6 c. à soupe) de vinaigrette crémeuse (page 73) ou de vinaigrette César (page 74)

❧ ❧ ❧ ❧ ❧

1. Mélanger délicatement tous les légumes. Ajouter le persil.
2. Arroser de vinaigrette.

Donne 6 portions
Végétalien

TEMPS
10 minutes

NUTRI-FICHE

Les piments sont plus petits, plus pointus et plus forts que les poivrons. Il y a environ 10 espèces de piments, chacune ayant plusieurs variétés. Ils ajoutent du piquant et de la chaleur aux mets. Le piment jalapeño vient du Mexique et est parmi les plus « doux » des piments forts (ne vous trompez pas : c'est fort !). Il est vert et petit, de 4 à 6 cm (1,6 à 2,4 po). On peut enlever ou non les graines à l'intérieur selon l'intensité recherchée ; les enlever diminuera le goût brûlant. Il serait prudent de porter des gants de cuisine pour manipuler les piments. On les retrouve frais dans les marchés, en conserve ou séchés. Les piments contiennent plus de vitamine C que les oranges, mais les quantités utilisées sont minimes.

❒ Cette salade peut être préparée la veille et se conserve trois jours au réfrigérateur.

✎ Hors saison, on peut substituer une boîte de 341 ml (12 oz) de maïs en grains.

SALADE MEXICANA

Cette salade est merveilleuse à la fin de l'été quand le maïs, les poivrons et les tomates sont en abondance. Quand vous ferez cuire vos épis de maïs, ajoutez-en deux ou trois pour cette salade.

480 ml (2 tasses) de maïs en grains cuit et détaché de l'épi
480 ml (2 tasses) de tomates cerises coupées en deux ou en quatre
1 branche de céleri tranchée
1 petit poivron vert coupé en dés
60 ml (¼ tasse) d'olives noires tranchées
15 ml (1 c. à soupe) de piment jalapeño haché fin
15 ml (1 c. à soupe) d'herbes fraîches du jardin (cerfeuil, origan ou coriandre)
15 ml (1 c. à soupe) d'huile d'olive de première pression à froid
15 ml (1 c. à soupe) de vinaigre de vin rouge
pincée de sel de mer
pincée de cayenne

1. Mélanger délicatement tous les ingrédients dans l'ordre indiqué.

SALADE CHOPSKA

Donne de 6 à 8 portions
Végétalien

❧ ❧ ❧

TEMPS
15 minutes

❒ Cette salade ne se conserve pas bien et devrait être préparée à la toute dernière minute. Les restes ne seront pas un problème : il n' y en aura pas !

En 1991, j'ai passé une bonne partie de l'été en ex-Yougoslavie, à Belgrade plus précisément. C'était au tout début de la guerre et bien que nous n'étions aucunement en danger et à plus de 150 km du front, les effets de cette guerre se faisaient sentir quant à la pénurie de légumes frais. Cette salade était une des seules sources de légumes frais. Nous en mangions presque tous les repas, d'autant plus que c'était un des seuls mots que nous pouvions prononcer en serbo-croate. Le reste de la commande se faisait en pointant du doigt !

3 grosses tomates (ou 4 moyennes) coupées en dés
1 concombre anglais coupé en dés
1 petit oignon coupé en dés
1 petit piment jalapeño haché très fin
125 g (¼ lb) de fromage feta émietté
15 ml (1 c. à soupe) d'huile d'olive de première pression à froid
30 ml (2 c. à soupe) de vinaigre de vin rouge
pincée de sel de mer

❧ ❧ ❧ ❧ ❧

1. Mélanger délicatement tous les ingrédients dans l'ordre énuméré. Servir immédiatement.

Salade de chou de Savoie

Donne de 8 à 10 portions
Végétalien

TEMPS
10 minutes avec un robot
30 minutes sans robot

NUTRI-FICHE

Cultivé depuis plus de 4000 ans, le chou est originaire de l'Europe. Il fait partie de la famille des crucifères, réputés pour leurs propriétés anticancéreuses. Le jus de chou frais est particulièrement efficace pour les ulcères d'estomac, du duodénum et de l'œsophage, surtout parce qu'il contient de l'acide aminé glutamine. Son goût et son odeur caractéristiques proviennent du soufre qu'il renferme. C'est une excellente source d'acide folique et de vitamine C, en plus de contenir du potassium, de la vitamine B_1, B_2 et B_6.

1 petit chou de Savoie râpé
2 carottes râpées
1 pomme verte Granny Smith râpée
1 petit poivron vert, finement haché
1 botte d'oignons verts tranchés
60 ml (¼ tasse) de raisins secs (facultatif)

Vinaigrette
30 ml (2 c. à soupe) d'huile d'olive de première pression à froid
30 ml (2 c. à soupe) de vinaigre de cidre de pomme
5 ml (1 c. à thé) de moutarde de Dijon au miel
pincée de sucanat
pincée de sel de mer
pincée de cayenne

1. Préparer la vinaigrette dans un bocal en verre et réserver.
2. Mélanger tous les ingrédients de la salade dans un grand saladier et arroser de la vinaigrette.

Salade de haricots verts ou jaunes

Donne 4 portions
Végétalien

TEMPS
15 minutes

Celui qui est paresseux dans les petites choses ne va pas se distinguer dans les grandes.

B. de Césarée

Je crois qu'il existe une exception à cette règle et elle se trouve dans la cuisine, surtout avec des salades toutes simples. Mais, à bien y penser, la simplicité n'est pas du tout de la paresse !

Pour un buffet ou pour apporter lors de votre prochain barbecue ou souper communautaire, cette salade est aussi rafraîchissante que jolie.

450 g (1 lb) de haricots verts ou jaunes frais, lavés et coupés en morceaux de 2,8 cm (1½po)
½ oignon coupé en demi-lunes
½ poivron rouge coupé en dés
60 ml (¼tasse) d'olives noires coupées en juliennes
60 ml (¼tasse) de persil frais haché

Vinaigrette

30 ml (2 c. à soupe) d'huile d'olive de première pression à froid
23 ml (1½c. à soupe) de vinaigre de vin rouge
2 gousses d'ail émincées
5 ml (1 c. à thé) de moutarde de Dijon
5 ml (1 c. à thé) d'origan frais haché
2 ml (¼c. à thé) de sel de mer
pincée de cayenne

1. Cuire les haricots à la vapeur de 7 à 10 minutes jusqu'à ce qu'ils soient tendres mais encore croquants sous la dent. Égoutter.
2. Déposer les haricots avec le reste des ingrédients de la salade dans un saladier.

Vinaigrette

1. Bien mélanger tous les ingrédients dans un bocal en verre.
2. Verser sur la salade.
3. Servir tiède ou refroidir.

TABOULEH

Donne 8 portions
Végétalien

TEMPS
20 minutes

❒ Bien que cette salade se serve très bien immédiatement, elle bénéficiera d'un repos au réfrigérateur afin de bien marier les saveurs et, surtout, pour faire ressortir le goût de la menthe.

La taboulеh, une salade de base au Moyen-Orient, a sa place sur la table d'un buffet, en pique-nique, pour un barbecue ou en accompagnement. La menthe donne un petit goût surprise et rafraîchissant.

240 ml (1 tasse) de boulghour
240 ml (1 tasse) d'eau bouillante
3 oignons verts tranchés mince
3 tomates coupées en dés
240 ml (1 tasse) de persil frais haché
60 ml (¼ tasse) de menthe poivrée fraîche hachée (ou au goût)
30 ml (2 c. à soupe) d'huile d'olive de première pression à froid
120 ml (½ tasse) de jus de citron fraîchement pressé
1 gousse d'ail émincée
pincée de sel de mer

1. Mettre le boulghour dans un saladier et y verser l'eau bouillante. Couvrir et laisser reposer 15 minutes.
2. Ajouter les oignons, les tomates, le persil et la menthe. Bien mélanger.
3. À l'aide d'un fouet, mélanger l'huile, le jus de citron, l'ail et le sel. Verser sur la salade et servir.

Donne 8 portions d'accompagnement ou de 2 à 3 portions principales
Végétalien

TEMPS
15 minutes

Je n'ai jamais eu de chagrin qu'une heure de lecture n'ait dissipé.

Montesquieu

Je suis bien d'accord avec cette pensée, mais cette salade apportera aussi soleil et sourire au plus triste.

Plusieurs magasins d'alimentation naturelle vendent maintenant des lentilles germées et autres germinations. Demandez-les !

SALADE AUX LENTILLES GERMÉES

Une salade printanière par excellence, « bourrée » de santé et de soleil !

480 ml (2 tasses) de lentilles vertes ou brunes germées
480 ml (2 tasses) de pousses de tournesol ou de fenugrec
1 oignon haché
2 tomates coupées en dés
15 ml (1 c. à soupe) de ciboulette fraîche
60 ml (¼ tasse) de persil frais haché

Vinaigrette
30 ml (2 c. à soupe) d'huile d'olive de première pression à froid
45 ml (3 c. à soupe) de jus de citron frais
1 à 2 gousses d'ail émincées
2 ml (¼ c. à thé) de harissa
2 ml (¼ c. à thé) de sel de mer
5 ml (1 c. à thé) de thym frais (ou 2 ml [¼ c. à thé séché])
grosse pincée de cumin moulu
pincée de cayenne

1. Mélanger délicatement tous les ingrédients de la salade dans un saladier.

Vinaigrette

1. Bien mélanger tous les ingrédients avec un fouet et verser sur la salade.

Salade de pois chiches

Donne 8 portions
Végétalien

TEMPS
10 minutes

Nutri-fiche

La mâche est consommée comme la laitue. Elle a de très petites feuilles et est normalement vendue en bottes encore attachée à ses racines. Elle est très tendre et a une saveur très délicate et fine. On doit la consommer au plus tard deux jours après l'achat, car elle ne se conserve pas très longtemps et en vieillissant, son goût devient amer. La conserver au réfrigérateur dans un sac en plastique à légumes (perforé) dans lequel on a inséré un papier essuie-tout pour absorber l'excès d'humidité. La mâche est une excellente source de vitamine A, de vitamine C et de potassium, une bonne source de fer et elle contient de la vitamine B_6, de l'acide folique et du magnésium.

Si vous ne trouvez pas de mâche, vous pouvez toujours utiliser une demi-laitue boston.

Voici une autre recette à Nuria. Un dîner al fresco *pour un buffet ou un pique-nique. Cette salade aux couleurs vives est juste assez relevée au goût.*

45 ml (3 c. à soupe) d'huile d'olive de première pression à froid
15 ml (1 c. à soupe) de moutarde de Dijon à l'ancienne (avec les graines)
2 gousses d'ail finement émincées
2 ml (¼ c. à thé) de sel de mer
pincée de cayenne
60 ml (¼ tasse) de persil frais haché (ou plus, au goût)
4 petites tomates bien mûres coupées en dés
2 branches de céleri tranchées
720 ml (3 tasses) de pois chiches cuits
3 feuilles d'oseille, coupées en rubans de 5 cm (2 po)
1 botte de mâche hachée grossièrement

1. Dans un gros saladier, avec un fouet, bien mélanger l'huile, la moutarde, l'ail, le sel, la cayenne et le persil.
2. Ajouter les tomates et le céleri. Bien mélanger.
3. Ajouter les pois chiches, l'oseille et la mâche.

SALADE TRICOLORE

Donne 8 portions
Végétalien

TEMPS
préparation : 20 minutes
au réfrigérateur : 2 heures

NUTRI-FICHE

La fève rouge est une des légumineuses les plus utiles. Elle est économique, très nourrissante, polyvalente et a très bon goût. Quelque 240 ml (1 tasse) nous procure plus d'un quart de la protéine, du fer et du potassium recommandés dans une journée, ainsi que tout l'acide folique. Il n'y a presque pas de gras.

Apportez cette salade lors de votre prochain pique-nique ou repas communautaire ; servez-la lors d'un buffet ou pour un lunch. Cette salade nourrissante, en plus d'être très jolie, s'adapte à toutes les occasions.

480 ml (2 tasses) de pois chiches cuits
480 ml (2 tasses) de fèves rouges cuites
1 oignon haché
3 gousses d'ail émincées
2 branches de céleri coupées en petits dés
360 ml (1½ tasse) de brocoli en bouquets
1 tomate coupée en dés
2 ml (¼ c. à thé) de piment fort broyé séché
3 ml (½ c. à thé) de basilic séché
60 ml (4 c. à soupe) de jus de citron frais
60 ml (4 c. à soupe) d'huile d'olive de première pression à froid
180 ml (¾ tasse) de persil frais haché finement
2 ml (¼ c. à thé) de sel de mer

1. Mélanger délicatement tous les ingrédients dans un saladier.
2. Laisser reposer au réfrigérateur 2 heures pour que les saveurs se développent.

Salade aux légumes

Donne de 6 à 8 portions
Végétalien

TEMPS
préparation : 30 minutes
au réfrigérateur : 2 heures

La cuisine, c'est quand les choses ont le goût de ce qu'elles sont.

Curnonsky

❒ Se conserve de quatre à cinq jours au réfrigérateur.

L'inspiration pour cette recette me vient de ma grande amie Danielle. Une recette hors pair pour le sac à lunch et pour utiliser les restes de légumes. Variez les légumes selon ce que vous avez sous la main. Moi, je l'aime bien avec la vinaigrette crémeuse.

480 ml (2 tasses) de chou-fleur en bouquets
3 carottes tranchées
480 ml (2 tasses) de brocoli en bouquets
480 ml (2 tasses) de pois mange-tout coupés en deux
2 branches de céleri tranchées
1 poivron rouge coupé en dés
6 oignons verts tranchés
480 ml (2 tasses) de fèves rouges cuites
240 ml (1 tasse) de maïs en grains cuits
1 recette de vinaigrette exotique (page 70), de vinaigrette corsée (page 71) ou de vinaigrette crémeuse (page 73)

1. Dans la marguerite, cuire le chou-fleur à la vapeur 2 minutes.
2. Ajouter les carottes et poursuivre la cuisson 1 minute.
3. Ajouter le brocoli et laisser cuire un autre 2 minutes, puis ajouter les pois mange-tout. Fermer le feu et laisser reposer 1 minute.

Entre-temps...

4. Préparer tous les autres légumes.
5. Mettre tous les ingrédients dans un grand bol et mélanger délicatement.
6. Arroser de la vinaigrette choisie. Laisser reposer au réfrigérateur 2 heures avant de servir.

Donne de 10 à 12 portions
Lactovégétarien

TEMPS
20 minutes

Salade aux pâtes

720 ml (3 tasses) de petites pâtes de blé entier ou épeautre (macaroni, spirales, penne ou autre au choix)
1 botte d'oignons verts tranchés
2 branches de céleri tranchées
1 petit poivron rouge
5 radis coupés en demi-lunes
360 ml (1½ tasse) de jeunes pousses de pois mange-tout ou de tournesol
360 ml (1½ tasse) de persil frais haché

Vinaigrette
60 ml (¼ tasse) de soyannaise
120 ml (½ tasse) de yogourt nature à 0,1 % M.G.
45 ml (3 c. à soupe) de vinaigre de riz
5 ml (1 c. à thé) de graines de céleri
5 ml (1 c. à thé) de moutarde sèche (ou 15 ml [1 c. à soupe] de moutarde de Dijon)
10 ml (2 c. à thé) d'aneth frais
3 ml (½ c. à thé) de sel de mer
pincée de cayenne

1. Faire cuire les pâtes dans beaucoup d'eau bouillante jusqu'à ce qu'elles soient « al dente », environ 7 minutes.

Entre-temps...

2. À l'aide d'un fouet ou dans un bocal en verre, bien mélanger tous les ingrédients de la vinaigrette. Réserver.
3. Quand les pâtes sont cuites, bien les égoutter et les passer sous l'eau froide pour les refroidir. Bien les égoutter encore une fois. Déposer dans un saladier bien froid.
4. Ajouter tous les légumes et arroser de la vinaigrette. Servir à la température de la pièce ou refroidie.

SALADE DE POMMES DE TERRE

Donne de 8 à 10 portions
Lactovégétarien

TEMPS
45 minutes

L'imagination est plus importante que le savoir.

Albert Einstein

Avant de créer une recette, je ferme mes yeux et j'imagine le résultat en tenant compte de tous les sens. C'est mon point de départ.

☆ Substituez des bouquets de brocoli aux haricots verts pour donner un autre effet.

Une de mes salades préférées pour un buffet. C'est aussi un repas complet.

1 kg (2 lb) de pommes de terre nouvelles coupées en cubes de 2,5 cm (1 po)

500 g (1 lb) de haricots verts coupés en morceaux de 3,8 cm (1½ po)

1 botte d'oignons verts tranchés

1 petit poivron rouge, coupé en dés

120 ml (½ tasse) d'olives noires tranchées

120 ml (½ tasse) de persil frais haché

1 recette de vinaigrette crémeuse (page 73)

1. Amener une grande quantité d'eau à ébullition. Ajouter les pommes de terre et cuire 7 minutes. Ajouter les haricots verts et poursuivre la cuisson de 7 à 10 minutes jusqu'à ce que les pommes de terre soient tendres et les haricots cuits mais encore croquants. Bien égoutter. Refroidir, le temps de préparer le reste des ingrédients et la vinaigrette.
2. Mélanger délicatement tous les légumes dans un grand saladier. Arroser de la vinaigrette.

INSALATA DE PESTO Y RISOTTO

Donne 6 portions
Végétalien

TEMPS
45 minutes

C'est toujours par la faim que commence un bon repas.

J. Commerson

Ce sera l'odeur du riz qui cuit avec le pesto qui donnera la faim !

Cette salade est excellente tiède ou froide.

Mmm... perfecto !

240 ml (1 tasse) de riz brun
20 ml (4 c. à thé) de pesto
480 ml (2 tasses) de bouillon de légumes
1 botte d'oignons verts tranchés
2 branches de céleri tranchées
1 courgette coupée en demi-lunes
120 ml (½ tasse) de poivron vert coupé en dés
240 ml (1 tasse) de pois mange-tout coupés en morceaux

Vinaigrette
10 ml (2 c. à thé) d'huile de noix
20 ml (4 c. à thé) de vinaigre de vin rouge aromatisé à l'échalote
5 ml (1 c. à thé) de moutarde de Dijon
pincée de sel de mer
pincée de cayenne

1. Amener le bouillon de légumes à ébullition. Ajouter le pesto et le délayer dans le bouillon chaud.
2. Ajouter le riz et réduire le feu. Couvrir et laisser mijoter de 35 à 40 minutes jusqu'à ce que l'eau soit entièrement absorbée.

Entre-temps...

3. Préparer les légumes et la vinaigrette.
4. Quand le riz est cuit, le verser dans un saladier puis ajouter les légumes et la vinaigrette.

Donne 4 portions principales
et 8 en accompagnement
Végétalien

❧ ❧ ❧

TEMPS
45 minutes

SALADE DE RIZ ET DE LENTILLES

Comme repas léger, pour un pique-nique ou un buffet, ce plat sera fort apprécié.

120 ml (½ tasse) de riz brun
120 ml (½ tasse) de petites lentilles brunes ou vertes
480 ml (2 tasses) d'eau ou de bouillon de légumes
240 ml (1 tasse) de haricots verts, coupés en morceaux d'environ 2,5 cm (1 po)
1 branche de céleri tranchée
240 ml (1 tasse) de brocoli en bouquets
1 botte d'oignons verts tranchés
½ poivron rouge coupé en dés

Vinaigrette
30 ml (2 c. à soupe) d'huile d'olive de première pression à froid
30 ml (2 c. à soupe) de jus de citron frais
2 gousses d'ail émincées
3 ml (½ c. à thé) de harissa
3 ml (½ c. à thé) d'herbes de Provence séchées
2 ml (¼ c. à thé) de thym séché

❧ ❧ ❧ ❧ ❧

1. Amener l'eau ou le bouillon à ébullition ; ajouter le riz et les lentilles. Réduire le feu, couvrir et cuire de 35 à 40 minutes jusqu'à ce que l'eau soit entièrement absorbée.

Entre-temps...

2. Cuire les haricots verts à la vapeur 10 minutes. Ajouter le céleri, le brocoli et poursuivre la cuisson 3 minutes.
3. Mettre le riz et les lentilles dans un saladier. Ajouter tous les légumes et arroser de la vinaigrette. Peut se servir tiède ou chaude.

LES SANDWICHS, LES TORTILLAS ET LES PIZZAS

Après le pain,
l'éducation est le premier besoin d'un peuple.

Danton

PSST ! PSST ! PIZZA

Le temps qu'il faut pour téléphoner, commander et attendre la livraison d'une pizza peut servir à en préparer une soi-même. De cette façon, elle sera santé. Les pizzas du commerce ont une teneur élevée en gras.

Faites-en une activité créative ! Je ne vous donne ici que quelques suggestions. Les possibilités sont infinies.

Les croûtes

Traditionnelle (la recette de ma belle-fille Ginny, mais adaptée « santé »)

20 ml (4 c. à thé) d'huile d'olive de première pression à froid
8 ml (1½ c. à thé) de miel non pasteurisé
120 ml (½ tasse) d'eau chaude
10 ml (2 c. à thé) de poudre à pâte sèche
300 ml (1¼ tasse) de farine de blé entier

1. Bien mélanger l'huile, le miel, l'eau et la poudre à pâte sèche dans un bol moyen. Laisser reposer 10 minutes.
2. Bien incorporer 240 ml (1 tasse) de la farine. Ajouter le reste en pétrissant la pâte. Celle-ci sera un peu gluante, c'est normal.
3. Mettre la pâte dans un bol légèrement huilé, recouvrir d'un linge humide et laisser reposer de 45 à 60 minutes jusqu'à ce qu'elle ait doublé.

Autres suggestions

- Pain pita, séparé.
- Pain au levain tranché mince (il y en a de toutes les sortes : blé entier, épeautre, provençal, aux olives, etc.).
- Muffins anglais au blé entier.
- Pains plats italiens focaccia (genre « Platina ») au blé entier et aux fines herbes.

1. Une fois les ingrédients déposés sur la pâte, cuire à 180 °C (350 °F) 10, 20 ou 30 minutes (selon la croûte choisie). Mettre sous le gril 2 minutes, si désiré.

Les sauces

- Sauce tomate italienne (page 146) réduite en purée épaisse.
- Moutarde de Dijon mélangée à du tamari (environ 1 pour 1 ou au goût). N'utilisez que 15 à 23 ml (1 à 1½ c. à soupe) pour une pizza de 25 cm (10 po).
- Ajouter un peu de raifort râpé, de moutarde de Dijon, ou encore quelques gouttes de vinaigre balsamiques à la sauce tomate.
- Sauce véchamel (page 108) additionnée de fines herbes, de piment fort, de tamari, de moutarde ou de raifort.

LES INGRÉDIENTS

PIZZA DE BASE

- sauce moutarde et tamari
- ail
- thym frais
- fromage
- tranches de tomates sur le dessus

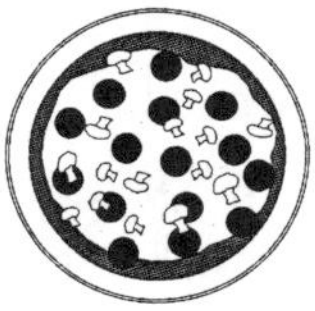

UNE AUTRE PIZZA DE BASE

- sauce tomate
- origan
- ail
- oignons
- olives noires (pas trop !)
- fromages
- persil

VARIANTES

Ajouter un ou plusieurs :

- oignons
- champignons
- courgettes
- céleri
- poivrons verts ou rouges
- asperges

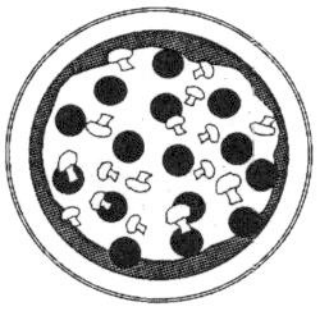

D'AUTRES AJOUTS

- petit piment jalapeño
- poivrons verts
- champignons
- brocoli
- épinards

LES FROMAGES

Utilisez un mélange de vos fromages préférés, au lait cru de préférence. Quelque 240 ml (1 tasse) de fromage râpé est suffisant pour une pizza de 25 à 30 cm (10 à 12 po). Pour un petit plus, saupoudrez 15 ml (1 c. à soupe) de parmesan râpé.

Le Strasbourg

Donne 1 pizza 25 à 30 cm (10 à 12 po)
Lactovégétarien

TEMPS
20 minutes

Pour moi, je n'ai qu'un besoin, celui de réussir.

Napoléon Ier

Si tel est votre cas, faites cette recette. Réussite garantie !

Pour varier, ajoutez des tranches de tomates fraîches coupées bien mince par-dessus le mélange de légumes.

Voici une adaptation santé de cette fameuse tarte que l'on peut trouver à tous les coins de rue à Strasbourg. Un peu allemand, un peu français, comme les résidants de cette ville.

1 pâte à pizza de blé entier au choix cuite et chaude, ou un substitut (voir page 98)

45 à 60 ml (3 à 4 c. à soupe) de fromage de yogourt (voir page 54)

thym frais

5 ml (1 c. à thé) d'huile d'olive de première pression à froid

1 oignon coupé en deux et tranché mince

60 ml (1/4 tasse) d'olives noires tranchées

15 ml (1 c. à soupe) de fromage parmesan râpé

1. Tartiner la pâte avec le fromage de yogourt et saupoudrer de thym frais.
2. Faire revenir l'oignon dans l'huile environ 2 à 3 minutes et ajouter les olives pour les réchauffer seulement.
3. Verser sur la pâte tartinée et saupoudrer de parmesan.
4. Mettre la pizza au four à 180 °C (350 °F) 5 minutes. Servir.

Donne 2 portions
Lactovégétarien

TEMPS
10 minutes

Contentement passe richesse.

Molière

Vous serez contenté avec ce plat simple, rapide et sans prétention.

CROQUE-VÉGÉ

De la crème de brocoli (240 ml ou 1 tasse) ou une salade de laitue en feuilles et des germinations en accompagnement et vous avez là un repas léger, complet et plein de soleil.

1 pain sous-marin de blé entier de 25 à 30 cm (10 à 12 po)
5 ml (1 c. à thé) d'huile d'olive de première pression à froid
2 ml (¼ c. à thé) de vinaigre balsamique
½ oignon coupé en demi-lunes
1 gousse d'ail émincée
120 ml (½ tasse) de fromage cheddar ou gruyère râpé
origan frais
1 tomate en demi-tranches
pincée de sel de mer
pincée de cayenne

1. Couper le pain en deux sur le sens de la longueur ; griller les moitiés.
2. Faire tomber l'oignon et l'ail dans l'huile et le vinaigre 2 minutes.
3. Diviser également ce mélange et le reste des ingrédients dans l'ordre énuméré entre les deux moitiés du pain sous-marin et faire griller au four de 2 à 3 minutes.

PITA DE LA CALIFORNIE

Donne 2 portions
Végétalien ou lactovégétarien

TEMPS
5 minutes

NUTRI-FICHE

L'avocat est un légume-fruit. C'est le fruit de l'avocatier, un arbre qui pousse surtout dans les tropiques. Il faut acheter un avocat plutôt lourd, pas trop ferme et sans taches noires. S'il est trop mou, c'est qu'il est trop mûr. Au contact de l'air, la pulpe noircit rapidement, on peut donc l'arroser de jus de citron. L'avocat supporte mal la cuisson, il faut le consommer cru. Il est très énergétique et nutritif, mais a une teneur élevée en gras. La modération s'impose. C'est une excellente source de potassium, de vitamine A et d'acide folique, une bonne source de vitamine B_6 et contient des vitamines C et E, du fer, du magnésium et de la niacine.

Servi avec 240 ml (1 tasse) de soupe aux légumes, des bâtonnets de carottes et de céleri ou une salade verte, c'est un repas complet.

1 pain pita de blé entier coupé en deux
120 ml (½ tasse) de guacamole (page 57)
3 ml (½ c. à thé) de poudre de chili (facultatif)
1 tomate tranchée
240 ml (1 tasse) de germes de luzerne ou de tournesol
30 ml (2 c. à soupe) de yogourt nature à 0,1 % M.G.

1. Mélanger la poudre de chili, si utilisée, au guacamole. Étendre 60 ml (¼ tasse) dans chaque demi-pita.
2. Diviser le reste des ingrédients également entre les deux moitiés de pita.
3. Servir.

PITA DU MOYEN-ORIENT

Donne 2 portions
Végétalien

TEMPS
5 minutes

Voici un autre repas complet s'il est servi avec des crudités. Idéal pour la boîte à lunch.

1 pain pita de blé entier coupé en deux
120 ml (½ tasse) de hummus (page 58)
30 ml (2 c. à soupe) de persil frais haché
1 oignon vert haché fin
1 petite carotte râpée
2 feuilles de laitue ou d'épinards coupées en rubans

1. Mélanger le persil et l'oignon vert avec le hummus et étendre la moitié du mélange dans chaque demi-pita.
2. Diviser le reste des ingrédients également entre les deux moitiés de pita.

Sous-marin santé

Donne 2 portions
Végétalien

TEMPS
20 minutes

☆ Avant de faire griller le sous-marin au four, vous pouvez ajouter 30 à 45 ml (2 à 3 c. à soupe) de cheddar fort râpé sur chaque moitié. Le mets deviendra lactovégétarien.

Pour un repas léger, vite fait mais nourrissant, servez ces sous-marins accompagnés de tranches de tomates sur lesquelles vous ajouterez un oignon vert tranché, une pincée d'origan et quelques gouttes de vinaigre balsamique.

1 pain sous-marin de blé entier de 25 à 30 cm (10 à 12 po)
5 ml (1 c. à thé) d'huile d'olive de première pression à froid
3 ml (½ c. à thé) de vinaigre balsamique
1 petit oignon haché
1 gousse d'ail émincée
2 petites carottes râpées
1 petite courgette râpée
3 champignons tranchés
3 ml (½ c. à thé) d'herbes de Provence séchées
15 ml (1 c. à soupe) de ciboulette fraîche

1. Couper le pain en deux sur le sens de la longueur ; griller les moitiés.
2. Faire tomber l'oignon et l'ail dans l'huile et le vinaigre 2 minutes.
3. Ajouter tous les autres ingrédients et sauter environ 5 à 7 minutes.
4. Diviser le mélange également entre les deux moitiés du pain sous-marin et faire griller au four de 2 à 3 minutes.

PAIN GRILLÉ AUX ASPERGES

Donne 2 portions
Végétalien

TEMPS
10 minutes

Crois-tu qu'on puisse être bien tendre lorsqu'on manque de pain ?

Abbé Prévost

Ne courez pas de risques, mangez du pain complet tous les jours.

Accompagnez ce pain grillé d'une salade de carottes, d'une salade verte ou d'une salade de légumes. C'est délicieux et vite fait !

8 asperges fraîches
2 grandes tranches (1,2 cm [½ po] d'épaisseur) de pain pumpernickle
5 ml (1 c. à thé) de moutarde de Dijon
3 ml (½ c. à thé) d'herbes de Provence
150 ml (⅔ tasse) de fromage râpé (emmenthal, cheddar ou gruyère)
pincée de cayenne

1. Faire cuire les asperges à la vapeur ou dans 2,5 cm (1 po) d'eau de 5 à 7 minutes. Égoutter et couper en deux sur le sens de la longueur.

Entre-temps...

2. Sous le gril du four, faire griller un côté des tranches de pain.
3. Sur l'autre côté, étendre 3 ml (½ c. à thé) de moutarde de Dijon sur chaque tranche de pain.
4. Mettre huit morceaux d'asperges sur chaque tranche de pain et saupoudrer des herbes de Provence.
5. Ajouter 75 ml (⅓ tasse) de fromage et une pincée de cayenne par portion. Mettre sous le gril de 3 à 4 minutes pour bien faire fondre le fromage et le dorer.

Donne de 2 à 3 portions
(4 à 6 tortillas)
Végétalien ou lactovégétarien

TEMPS
25 minutes

Avec son air de rien, il est bon à tout!

Jules Renard

FAJITAS « VÉGÉ-GOURMET »

8 ml (½ c. à soupe) d'huile d'olive de première pression à froid

2 ml (¼ c. à thé) d'huile de sésame

2 ml (¼ c. à thé) de vinaigre balsamique

1 petit oignon haché

1 gousse d'ail émincée

1 branche de céleri coupée en tranches

½ poivron vert ou rouge coupé en dés

120 ml (½ tasse) de chou-fleur haché

120 ml (½ tasse) de brocoli haché

½ courgette coupée en tranches minces

5 champignons tranchés

30 ml (2 c. à soupe) de vin rouge

30 ml (2 c. à soupe) de salsa

10 ml (2 c. à thé) d'origan frais haché

1 pincée de cayenne

4 à 6 tortillas de farine de blé entier

1. Faire revenir l'oignon dans les huiles et le vinaigre 3 minutes. Ajouter l'ail et faire cuire 1 minute de plus.
2. Ajouter le céleri, le poivron, le chou-fleur, le brocoli et la courgette. Sauter le tout de 5 à 7 minutes. Verser le vin et faire évaporer.
3. Ajouter la salsa et cuire jusqu'à ce que les légumes soient tendres et la salsa réduite, environ 5 minutes. Ajouter l'origan et la cayenne.
4. Diviser la préparation pour remplir les tortillas chauds. Saupoudrer chaque tortilla avec 15 ml (1 c. à soupe) de cheddar fort et de yogourt nature sans gras, si désiré. Ajouter de la salsa au goût. Rouler chaque tortilla.

LES LÉGUMES

Véchamel

Donne 360 ml ($1\frac{1}{2}$ tasse)
Végétalien

❧ ❧ ❧

TEMPS
10 minutes

☆ Cette sauce peut s'utiliser telle quelle ou comme base pour d'autres plats ou sauces.

Une sauce tout aussi onctueuse, polyvalente et riche au goût que la béchamel, mais sans sous-produits d'origine animale.

30 ml (2 c. à soupe) d'huile d'olive de première pression à froid
30 ml (2 c. à soupe) de farine de blé entier
360 ml ($1\frac{1}{2}$ tasse) de lait de soya nature
3 ml ($\frac{1}{2}$ c. à thé) de moutarde sèche
pincée de varech
15 à 30 ml (1 à 2 c. à soupe) de levure alimentaire
pincée de sel de mer
pincée de cayenne

❧ ❧ ❧ ❧ ❧

1. Dans une petite casserole, faire un roux avec l'huile chaude et la farine.
2. Ajouter le lait peu à peu avec un fouet pour empêcher la formation de grumeaux.
3. Ajouter le reste des ingrédients, à l'exception de la cayenne, toujours avec un fouet. Cuire de 5 à 7 minutes.
4. Ajouter la cayenne.

COURGETTES GRILLÉES À L'AIL

Donne 6 portions
Végétalien

TEMPS
15 minutes

Rien de tel que les amis pour nous aider à voir la beauté dans toutes les petites choses de la vie.

Tiré du « Calendrier de l'amitié 1996 »

Cette recette pour le barbecue me vient de mon « grand frère » Pierre, qui, comme moi d'ailleurs, est toujours un peu à la dernière minute. Les soupers impromptus et le barbecue sont donc nos alliés. De toute façon, les meilleurs soupers sont souvent ceux organisés à l'impromptu entre amis. Cette recette a pris forme justement lors d'un de ces soupers.

3 courgettes coupées en deux sur la longueur
5 ml (1 c. à thé) d'huile d'olive de première pression à froid
1 oignon tranché en demi-rondelles
2 gousses d'ail tranchées
1 à 2 branches de thym frais
pincée de sel de mer
pincée de cayenne

1. Avec un pinceau, étendre l'huile sur chaque moitié de courgette. Les déposer sur un grand morceau de papier d'aluminium.
2. Ajouter le reste des ingrédients et bien refermer le papier d'aluminium ; en faire un paquet.
3. Déposer sur le barbecue à feu moyen élevé environ 10 minutes.

Coulis de tomates à la Flûte

Donne 5 litres (5 pintes)
Végétalien

TEMPS
Bof ! une bonne partie de l'après-midi

Nos meilleurs amis ont le don de mettre du bonheur dans notre cœur.

(Tiré du « Calendrier de l'amitié 1996 »)

☆ Flûte m'a dit : « J'ai créé cette recette afin de me faciliter la tâche lorsque j'ai besoin d'un coulis de tomates rapidement pour faire une sauce tomate ou tout autre mets fait avec des tomates. »

Vous ne voudrez plus vous servir de tomates en conserve après avoir essayé cette recette.

Mon ami Flûte... Qu'en dire ? Il s'appelle Luc, mais nous l'appelons Flûte parce qu'à la fin de la journée, il aime bien prendre sa petite flûte – non pas l'instrument car, après quelques flûtes, il joue plutôt du violon ! C'est un as dans la cuisine. Cette recette en témoigne. Les mesures sont approximatives, mais quel résultat ! Ça vaut vraiment la peine de prendre le temps de faire ce coulis.

Le lavabo de cuisine plein de tomates fraîches et bien mûres
6 branches complètes (bouquet) de thym frais
3 branches de 30 cm (12 po) de basilic frais
1 branche complète de romarin frais
sel

1. Blanchir les tomates ainsi. Couvrir les tomates dans le lavabo avec de l'eau bouillante. Au bout de 3 à 4 minutes, la peau des tomates commencera à fendre. Sortir les tomates de l'eau, les peler et enlever le cœur. Les couper en huit et déposer ainsi toutes les tomates dans un grand chaudron de 9 litres (9,5 pintes).
2. Détacher toutes les feuilles de basilic et de romarin et les ajouter aux tomates.
3. Ajouter le sel. D'une boîte de sel, laisser couler librement tout en faisant un tour du chaudron.
4. Incorporer le bouquet de thym en prenant soin de ne pas trop briser les branches.
5. Porter à ébullition, réduire le feu et laisser mijoter à découvert, à feu doux, 1½ heure. Brasser de temps en temps en prenant soin de ne pas trop briser les branches de thym. Écumer au besoin.

6. Retirer les branches de thym et enlever les feuilles à l'aide d'une fourchette, puis les retourner au coulis.
7. Mettre le coulis encore bouillant dans des pots de conservation stérilisés de 1 litre (1 pinte), fermer le couvercle et stériliser de nouveau de la façon habituelle.

❧ ❧ ❧ ❧ ❧ ❧

Haricots verts à la française

Donne 4 portions
Végétalien

TEMPS
15 minutes

C'est à tort que nous appelons les petits oignons verts du jardin « échalotes ». Ce n'est pas du tout la même chose, bien que les deux viennent de la même famille. En fait, le nom correct de l'oignon vert est la « ciboule » et elle est originaire de la Sibérie. Sa saveur est plus piquante que la ciboulette, mais moins que l'oignon. L'échalote, quant à elle, a une saveur qui se situe un peu entre l'oignon et l'ail.

Je n'aime pas vraiment l'estragon séché. Je trouve que le goût est bien différent de l'estragon frais. Si vous n'avez pas d'estragon frais, j'opterais plutôt pour un peu de thym ou du romarin.

454 g (1 lb) de haricots verts équeutés
15 ml (1 c. à soupe) d'huile d'olive de première pression à froid
3 ml (½ c. à thé) de vinaigre balsamique
2 échalotes françaises finement hachées
15 ml (1 c. à soupe) d'estragon frais
pincée de sel de mer
pincée de cayenne

1. Faire cuire les haricots verts à la vapeur de 10 à 12 minutes jusqu'à ce qu'ils soient tendres mais encore croquants.

Entre-temps...

2. Faire revenir les échalotes dans l'huile et le vinaigre de 4 à 5 minutes. Ajouter le sel, la cayenne et l'estragon.
3. Ajouter les haricots cuits et bien mélanger. Servir immédiatement.

Ail ail asperges

Donne de 4 à 6 portions
Végétalien

TEMPS
10 minutes

NUTRI-FICHE

L'asperge est une plante potagère originaire de la région méditerranéenne. On choisit des asperges jeunes, tendres et charnues. La tige mesure environ 15 cm (5,9 po). Les têtes, ou pointes d'asperges, doivent être compactes et d'un vert vif. L'asperge est une excellente source d'acide folique. Elle contient aussi les vitamines A, B_1, B_2, B_6 et C ainsi que du fer, du calcium, du magnésium, du potassium et du phosphore. Elle est légèrement diurétique et dépurative. C'est un aliment alcalin. L'asperge est fragile, donc elle ne se conserve pas plus de trois jours au réfrigérateur et dans un sac de plastique perforé.

2 bottes d'asperges fraîches

8 ml (½ c. à soupe) d'huile d'olive de première pression à froid

2 gousses d'ail émincées

15 ml (1 c. à soupe) de cerfeuil frais ou d'autres fines herbes du jardin

pincée de cayenne

1. Préparer les asperges (voir page 117).
2. Mettre 1,3 cm (½ po) d'eau dans le fond d'une poêle antiadhésive. Amener l'eau à ébullition.
3. Ajouter les asperges et cuire 5 minutes. Bien égoutter.
4. Dans la même poêle, séchée, verser l'huile. Réchauffer. Ajouter l'ail et cuire 1 minute. Ajouter les fines herbes et la cayenne.
5. Ajouter les asperges cuites et bien mélanger. Servir.

Carottes au tamari ++

Donne de 6 à 8 portions
Végétalien

TEMPS
15 minutes

L'homme est né pour le plaisir : il le sent, il n'en faut point d'autre preuve.

Pascal

Avec ce plat, le plaisir se fera bien sentir dans toutes ces définitions.

☆ Ce plat est également excellent servi froid.

454 g (1 lb) de carottes tranchées
8 ml (½ c. à soupe) d'huile de sésame
15 ml (1 c. à soupe) de tamari
5 ml (1 c. à thé) de miel non pasteurisé
2 ml (¼ c. à thé) de harissa
1 gousse d'ail émincée
3 ml (½ c. à thé) de gingembre frais râpé
persil frais haché au goût

1. Faire cuire les carottes à la vapeur environ 10 minutes. Les carottes doivent être *al dente*.

Entre-temps...

2. Bien mélanger le reste des ingrédients, à l'exception du persil.
3. Ajouter ce mélange et le persil aux carottes cuites. Bien mélanger et servir.

Donne 6 portions
Végétalien

TEMPS
15 minutes

NUTRI-FICHE

Le romarin est de culture très délicate chez nous. On le traite comme une plante annuelle. Dans sa région natale, la Méditerranée, c'est un arbrisseau très coriace. Ses feuilles ressemblent à de fines aiguilles. La saveur du romarin est piquante et assez prononcée. L'odeur est un peu camphrée mais très plaisante. Le romarin se marie bien avec l'ail, les tomates et les mets un peu riches et gras puisqu'il facilite la digestion des graisses. C'est un bon complément au thym, au laurier et au persil. Il fait partie du fameux mélange d'herbes de Provence. Le romarin est aussi reconnu pour ses nombreuses propriétés médicinales. C'est un dépurateur du foie, des reins et de la vésicule biliaire. Macéré dans le vinaigre de cidre, le romarin fait un excellent liniment pour les douleurs musculaires ou arthritiques.

« GRELOTS » À LA PAYSANNE

De petits « grelots » frais du jardin et l'arôme du romarin. Ah ! c'est vraiment l'été chez nous ! Que c'est envoûtant !

908 g (2 lb) de petites patates « grelots »
10 ml (2 c. à thé) d'huile d'olive de première pression à froid
8 ml (½ c. à soupe) de romarin frais haché
pincée de sel de mer
pincée de cayenne
persil frais haché au goût

1. Bien laver les patates nouvelles ; ne pas les peler. Les laisser entières ou couper les plus grosses en deux.
2. Faire cuire dans l'eau bouillante environ 10 minutes ou jusqu'à ce qu'elles soient tendres.
3. Bien égoutter et retourner à la casserole. Ajouter l'huile, le romarin, le sel, la cayenne et le persil. Bien mélanger.
4. Couvrir et, le feu éteint, attendre 3 à 4 minutes pour que l'odeur et la saveur du romarin ressortent bien. Servir.

LES PETITS POIS ARC-EN-CIEL

Donne 8 portions
Végétalien

TEMPS
15 minutes

La récompense d'une chose bien faite est de l'avoir faite.

Ralph Waldo Emerson

Rien de plus facile avec cette recette.

8 ml ($\frac{1}{2}$ c. à soupe) d'huile d'olive de première pression à froid

3 ml ($\frac{1}{2}$ c. à thé) de vinaigre balsamique

1 oignon coupé en demi-rondelles

2 gousses d'ail émincées

1 poivron rouge coupé en dés

8 champignons tranchés

600 ml (2 $\frac{1}{2}$ tasses) de petits pois frais, congelés ou mange-tout

5 ml (1 c. à thé) de menthe poivrée fraîche, hachée

2 ml ($\frac{1}{4}$ c. à thé) de sel de mer

pincée de cayenne

1. Faire revenir l'oignon et l'ail dans l'huile et le vinaigre 2 minutes.
2. Ajouter le poivron rouge, poursuivre la cuisson 1 minute et ajouter les champignons. Poursuivre une autre minute.
3. Incorporer les petits pois et cuire de 7 à 10 minutes, jusqu'à ce que les pois soient bien chauds.
4. Ajouter la menthe, le sel et la cayenne. Bien mélanger et servir.

Donne de 4 à 6 portions
Végétalien

TEMPS
15 minutes

☆ Où couper les asperges ? quelle partie jeter ? Eh bien, on peut tenir une asperge aux deux extrémités et plier : elle cassera automatiquement où il se doit. On peut aussi peler la base.

☆ Pour un repas principal, on pourrait servir les asperges thaïlandaises sur du riz brun ou des nouilles soba. À ce moment-là, la quantité donnera de 2 à 3 portions.

Asperges thaïlandaises

1 botte d'asperges fraîches coupées en morceaux de 5 cm (2 po)

5 ml (1 c. à thé) de graines de sésame

8 ml (½ c. à soupe) d'huile d'olive de première pression à froid

2 ml (¼ c. à thé) de piment fort broyé séché

2 gousses d'ail émincées

1 petit poivron rouge en juliennes de 5 cm (2 po)

125 g (4 oz) de champignons tranchés

8 ml (½ c. à soupe) d'huile de sésame

15 ml (1 c. à soupe) de vinaigre de riz

15 ml (1 c. à soupe) de tamari

1. Faire cuire les asperges à la vapeur de 5 à 7 minutes.

Entre-temps...

2. Faire griller les graines de sésame à sec dans une poêle environ 1 minute. Ajouter l'huile, attendre de 15 à 20 secondes pour la chauffer puis ajouter l'ail et le piment fort broyé séché. Cuire 1 minute.
3. Ajouter le poivron et les champignons. Sauter de 3 à 5 minutes. Ajouter les asperges et bien mélanger.
4. À l'aide d'un petit fouet, mélanger le reste des ingrédients et en arroser le mélange de légumes. Servir immédiatement ou tiédir un peu.

FUNGHI AL POMODORO

Donne 6 portions
Végétalien

TEMPS
30 minutes

☆ On peut ajouter du tofu mariné en même temps que les champignons pour obtenir un repas principal. Ou encore, servez ce mets sur des pâtes telles que les linguini. Accompagné d'une belle salade verte, ce plat principal servira de trois à quatre personnes.

15 ml (1 c. à soupe) d'huile d'olive de première pression à froid

1 petit oignon haché

1 gousse d'ail émincée

30 ml (2 c. à soupe) de pâte de tomate

15 ml (1 c. à soupe) de vin blanc

15 ml (1 c. à soupe) de vinaigre de miel parfumé à l'estragon

240 ml (1 tasse) de tomates pelées et coupées en dés (environ 2 tomates)

375 g (12 oz) de champignons, coupés en 2 ou 4

5 feuilles de basilic fraîches hachées

1 brin de thym frais

1 brin de romarin frais

pincée de sel de mer

pincée de cayenne

1. Faire revenir l'oignon dans l'huile 2 minutes. Ajouter l'ail et poursuivre la cuisson 1 minute.
2. Ajouter la pâte de tomate et bien mélanger. Incorporer le vin et le vinaigre.
3. Ajouter les tomates. Amener à ébullition, réduire le feu et mijoter à découvert 15 minutes.
4. Incorporer les champignons et poursuivre la cuisson environ 10 minutes. Ajouter les fines herbes, le sel et la cayenne. Servir.

Grillade de fenouil

Donne 4 portions
Végétalien

TEMPS
65 minutes

Nutri-fiche

Le fenouil est doux et un peu sucré. Sa saveur ressemble un peu à celle de l'anis ou de la réglisse. Il est associé surtout à la cuisine italienne ou provençale ; malheureusement, il est sous-utilisé chez nous. C'est un bulbe. On le choisit quand il est bien ferme et blanc sans taches. On peut l'utiliser pour les mêmes usages que le céleri. Le fenouil se conserve environ une semaine au réfrigérateur. Il contient du potassium, de l'acide folique, du calcium, du magnésium, du phosphore et de la vitamine C. Il facilite la digestion des aliments lourds ou gras. Les graines de fenouil en tisane aident aussi à la digestion, surtout en cas de flatulence, de digestion lente ou de spasmes intestinaux. Aussi, mâcher quelques graines de fenouil rafraîchit l'haleine.

Ce plat d'accompagnement a un goût riche et un peu exotique. Pour un plat principal (deux portions), servez-le sur du riz brun.

15 ml (1 c. à soupe) d'huile d'olive de première pression à froid
30 ml (2 c. à soupe) de vinaigre balsamique
2 gousses d'ail émincées
3 ml (½ c. à thé) d'herbes de Provence séchées
2 oignons coupés en demi-lunes
2 bulbes de fenouil coupés en bâtonnets épais
2 tomates coupées en 8 morceaux
75 ml (⅓ tasse) d'olive noires en juliennes
2 pincées de sel de mer
pincée de cayenne

1. Préchauffer le four à 200 °C (400 °F).
2. Dans un plat carré de 23 cm (9 po), bien mélanger les quatre premiers ingrédients. Ajouter les oignons et le fenouil. Brasser.
3. Cuire au four à découvert 30 minutes en brassant une ou deux fois.
4. Ajouter les tomates, les olives et le sel. Poursuivre la cuisson encore 30 minutes en brassant deux fois.
5. Ajouter la cayenne. Servir.

Kapusta

Voici une autre recette polonaise de ma grande amie Deb. Moi, je n'aime pas tellement la choucroute telle quelle, alors cette recette est parfaite pour moi. Le goût y est quelque peu dissimulé ou rehaussé par la soupe aux pois... et les bienfaits demeurent.

Donne de 12 à 15 portions
Végétalien

TEMPS
55 minutes

☆ La choucroute est une lactofermentation, un aliment vivant par excellence. La choucroute est réputée contenir deux fois plus de vitamine C que le chou frais. Coupez le chou en fines lamelles et mettez-le dans un bocal en verre qui a un couvercle de plastique. Faites une saumure : 5 ml (1 c. à thé) de sel de mer pour chaque litre (pinte) d'eau pure et en recouvrir le chou. Ajouter quelques baies de genévrier, si désiré. Fermez bien le bocal, mettez-le sur un plateau et mettez au frais, à l'abri de la lumière (une garde-robe par exemple) pour trois semaines. Vérifiez régulièrement et ajoutez de la saumure si nécessaire. Les légumes doivent toujours être recouverts de saumure et ne jamais être en contact avec l'air. La choucroute se conserve environ un mois au réfrigérateur.

15 ml (1 c. à soupe) d'huile d'olive de première pression à froid

2 gros oignons tranchés mince

1,9 l (8 tasses) de choucroute bien égouttée

960 ml à 1,2 l (4 à 5 tasses) de soupe aux pois (voir page 48)

5 clous de girofle entiers

4 à 5 feuilles de laurier

2 ml (¼ c. à thé) de poivre noir

1. Dans un gros chaudron à soupe, faire revenir les oignons dans l'huile.
2. Ajouter le reste des ingrédients et mijoter doucement environ 45 minutes.

Donne 6 portions
Végétalien

TEMPS
30 minutes

Pommes de terre en purée

Les vôtres et vous pensez que les pommes de terre en purée sont fades, plates ou même dépassées ? Essayez ce plat et vous m'en donnerez des nouvelles.

6 grosses pommes de terre
15 ml (1 c. à thé) d'huile d'olive de première pression à froid
2 ml (¼ c. à thé) de vinaigre balsamique
2 à 3 oignons verts finement hachés
120 ml (½ tasse) de courgette râpée
5 ml (1 c. à thé) de thym frais
pincée de cayenne
30 à 60 ml (2 à 4 c. à soupe) de lait de soya (facultatif)
3 ml (½ c. à thé) de tamari

1. Faire bouillir les pommes de terre dans l'eau jusqu'à ce qu'elles soient tendres. Ne les peler que si la pelure est épaisse et tachée. Bien égoutter.
2. Faire revenir les légumes dans l'huile et le vinaigre. Ajouter le thym et la cayenne.
3. Faire une purée avec les pommes de terre. Ajouter le mélange de légumes et le tamari, et continuer à écraser les pommes de terre. Ajouter le lait de soya 15 ml (1 c. à soupe) à la fois jusqu'à ce que vous obteniez la consistance voulue.

Casserole aux pommes de terre et aux haricots verts

Donne 6 portions
Lactovégétarien

TEMPS
1 heure

227 g (½lb) de haricots verts frais, coupés en morceaux de 5 cm (2 po)

1 branche de céleri tranchée

1 oignon haché

2 gousses d'ail émincées

4 pommes de terre pelées et tranchées

90 ml (6 c. à soupe) de sauce tomate épaisse ou de tomates broyées

60 ml (¼tasse) de bouillon de légumes

4 feuilles de laurier

2 ml (¼c. à thé) de thym séché

2 ml (¼c. à thé) de romarin séché

2 pincées de sel

30 à 45 ml (2 à 3 c. à soupe) de parmesan râpé

1. Blanchir les haricots verts dans l'eau bouillante 2 minutes ; ajouter le céleri et poursuivre la cuisson 2 minutes. Égoutter.
2. Dans un moule carré de 23 cm (9 po) en verre, légèrement huilé, déposer un rang de pommes de terre. Mettre la moitié des haricots verts, de l'oignon, de l'ail et du céleri. Ajouter deux feuilles de laurier, la moitié des fines herbes et une pincée de sel.
3. Mélanger la sauce tomate ou les tomates broyées avec le bouillon et en verser la moitié sur le premier rang.
4. Répéter les rangs. Finir avec un troisième rang de pommes de terre et saupoudrer de parmesan.
5. Cuire au four, couvert à 180 °C (350 °F) de 40 à 45 minutes, et découvrir. Passer sous le gril de 2 à 3 minutes jusqu'à ce que le fromage soit bien doré.

La courge spaghetti à maman

Donne 4 portions (8 en entrée)
Végétalien

TEMPS
préparation : 15 minutes
total : de 60 à 75 minutes

Un peu comme la brise fraîche, les mamans apportent joie et bonheur

(Tiré et adapté du « Calendrier de l'amitié 1996 »)

NUTRI-FICHE

Il y a plusieurs sortes de courges et elles sont différentes les unes des autres. Mais sur le plan de la nutrition, elles sont presque égales, soit environ 80 calories par tasse. Elles sont débordantes de vitamines A, B et C, et contiennent beaucoup de glucides. Plus elles sont foncées (jaunes ou orange), plus elles contiennent du bêta-carotène, un anticancérigène reconnu. Elles contiennent aussi du calcium, du potassium et très peu de gras.

Cette recette me vient de ma mère. Elle est simple et nutritive, surtout à l'automne, au temps de la récolte des courges et des tomates. Servez-la avec un bon pain au levain complet et une belle salade verte.

1 courge spaghetti moyenne

15 ml (1 c. à soupe) d'huile d'olive de première pression à froid

1 petit poivron vert ou rouge coupé en dés

1 branche de céleri coupée en dés

2 gousses d'ail finement hachées

300 ml (1½ tasse) de sauce tomate italienne (voir page 146) ou en conserve

10 ml (2 c. à thé) d'origan frais

pincée de cayenne

pincée de sel de mer

1. Préchauffer le four à 180 °C (350 °F). Couper la courge en deux sur le sens de la longueur. Déposer sur une plaque aspergée d'eau, le côté coupé vers le bas, et cuire 30 minutes.

Entre-temps...

2. Faire sauter le poivron et le céleri dans l'huile 5 minutes. Ajouter l'ail et poursuivre la cuisson 3 minutes.
3. Ajouter le reste des ingrédients et bien mélanger.
4. Retourner la courge à demi-cuite et diviser la sauce également dans les deux moitiés. Poursuivre la cuisson au four de 30 à 45 minutes. Le tout doit être tendre et bien doré. Saupoudrer d'un peu de parmesan, si désiré.

Donne 6 portions
Lactovégétarien

TEMPS
45 minutes

Ventre affamé n'a point d'oreilles, mais il a un sacré nez!

Alphonse Allais

Ça sent si bon que cette recette est vendue d'avance.

Cette casserole peut se préparer la veille. Couvrez-la d'une pellicule plastique et gardez-la au réfrigérateur.

Pour servir, préchauffez le four à 180 °C (350 °F) et cuire 25 minutes.

Cette casserole se conserve trois jours au réfrigérateur et jusqu'à trois mois au congélateur.

RATATOUILLE HIVERNALE

Les restes deviendront très in *avec cette casserole.*

480 ml (2 tasses) de navet coupé en lamelles
15 ml (1 c. à soupe) d'huile d'olive de première pression à froid
5 ml (1 c. à thé) de vinaigre balsamique
1 oignon haché
2 gousses d'ail émincées
1 gros poivron rouge coupé en fines lamelles
300 ml (1¼ tasse) de brocoli en bouquets
240 ml (1 tasse) de champignons tranchés (environ 8)
1 courgette tranchée
360 ml (1½ tasse) de fèves germées
4 tomates coupées en dés
60 ml (¼ tasse) de sauce tomate
10 ml (2 c. à thé) d'origan frais (3 ml [½ c. à thé] séché)
5 ml (1 c. à thé) de basilic frais (2 ml [¼ c. à thé] séché)
bonne pincée de cayenne
pincée de sel
480 ml (2 tasses) de mozzarella râpé (ou cheddar doux, ou un mélange des deux)
30 ml (2 c. à soupe) de parmesan

1. Faire cuire le navet à la vapeur de 10 à 15 minutes jusqu'à ce qu'il soit cuit mais encore croquant. Réserver.

Entre-temps...

2. Faire revenir l'oignon dans l'huile et le vinaigre, à feu moyen, 3 minutes. Ajouter l'ail et poursuivre la cuisson 1 minute.

3. Ajouter le poivron et le brocoli et faire sauter 2 minutes. Incorporer la courgette et les champignons. Cuire 3 minutes et ajouter les fèves germées. Poursuivre la cuisson 2 minutes.
4. Ajouter les tomates, la sauce et le sel. Amener à ébullition ; réduire le feu à moyen et cuire de 5 à 10 minutes jusqu'à ce que le liquide soit évaporé (ajouter 8 ml [½ c. à soupe] d'amarante délayée dans de l'eau pour épaissir la sauce, si nécessaire).
5. Incorporer les fines herbes et la cayenne.
6. Étaler le navet dans le fond d'un moule à lasagne rectangulaire, en vitre et huilé. Ajouter le mélange de légumes par-dessus. Étendre le fromage râpé et saupoudrer de parmesan.
7. Cuire dans un four préchauffé à 180 °C (350 °F) 15 minutes et passer sous le gril 5 minutes, jusqu'à ce que le fromage soit bien doré.

❧ ❧ ❧ ❧ ❧ ❧

Donne de 5 à 6 portions
Végétalien

TEMPS
40 minutes

Les gens ne sont pas toujours ce qu'ils paraissent être.

Lessing

Les restes du réfrigérateur non plus avec cette recette !

Chop suey vide-frigo

Utilisez tous les restes de légumes. Variez selon ce que vous avez sous la main. Substituez les pois verts ou mange-tout, les haricots verts ou jaunes et le brocoli pour les légumes mentionnés ci-dessous. Ou, tout simplement, ajoutez-les.

15 ml (1 c. à soupe) d'huile d'olive de première pression à froid
3 ml (½ c. à thé) d'huile de sésame
3 ml (½ c. à thé) de vinaigre balsamique ou de vinaigre de vin rouge
1 gros oignon haché
2 branches de céleri tranchées
½ poivron vert ou rouge coupé en dés
2 gousses d'ail émincées
30 ml (2 c. à soupe) de fino, de vin blanc ou de vermouth
1 carotte coupée en dés
180 ml (¾ tasse) de chou-fleur coupé en petits morceaux
1 courgette coupée en demi-lunes
113 g (4 oz) de champignons tranchés
2 ml (¼ c. à thé) de sauce chili et gingembre ou de harissa
30 ml (2 c. à soupe) de sauce hoisin
15 ml (1 c. à soupe) de tamari
454 g (1 lb) de fèves germées
10 ml (2 c. à thé) chacun de basilic et d'origan frais
pincée de sel de mer
fécule de maïs ou poudre d'amarante

1. Faire revenir les oignons, le céleri, l'ail et le poivron dans un wok avec les huiles et le vinaigre. Ajouter le fino et cuire 1 minute.

2. Ajouter les sept ingrédients suivants et cuire à feu moyen-élevé pour 5 minutes.
3. Ajouter tous les autres ingrédients, sauf la poudre d'amarante ou la fécule de maïs, et mijoter jusqu'à ce que le tout soit tendre mais encore croquant. Épaissir la sauce avec la poudre d'amarante ou la fécule de maïs.

LES PÂTES
ET
LEURS SAUCES

NOUILLES SOBA À L'ORIENTALE

Donne 4 portions
Végétalien

TEMPS
15 minutes

☆ Pour varier, substituez les pois ou les courgettes par des asperges fraîches coupées en morceaux de 5 cm (2 po). Ajoutez-les aux nouilles durant les cinq dernières minutes de cuisson. Réajuster les étapes (c'est-à-dire ne pas les faire sauter à l'étape 4).

Une autre recette qui a été adaptée et créée à partir d'une idée de ma grande amie Danielle. Elle a toujours beaucoup de bonnes idées.

200 g (7 oz) de nouilles soba
15 ml (1 c. à soupe) d'huile d'olive de première pression à froid
5 ml (1 c. à thé) de vinaigre balsamique
1 oignon haché
2 gousses d'ail émincées
2 ml (¼ c. à thé) de piment fort broyé séché
2 feuilles de laurier
480 ml (2 tasses) de pois mange-tout ou de courgettes
1 poivron rouge coupé en dés
10 feuilles d'origan frais haché
5 ml (1 c. à thé) d'huile de sésame
23 ml (1½ c. à soupe) de tamari

1. Faire cuire les nouilles dans beaucoup d'eau bouillante jusqu'à ce qu'elles soient *al dente,* environ 7 minutes. Égoutter.

Entre-temps...

2. À feu moyen-élevé, faire tomber l'oignon dans l'huile et le vinaigre 2 minutes. Ajouter l'ail et poursuivre la cuisson 1 minute.
3. Ajouter les piments et les feuilles de laurier. Cuire 30 secondes.
4. Ajouter le poivron et les pois mange-tout. Sauter 5 minutes. Ajouter les fines herbes et les nouilles auxquelles on a ajouté l'huile de sésame et le tamari. Mélanger et servir.

Penne et sa sauce rosée

Donne de 3 à 4 portions
Lactovégétarien

TEMPS
20 minutes

L'art d'être tantôt très audacieux et tantôt très prudent est l'art de réussir.

Napoléon Ier

Vous avez l'audace de remplacer la crème ? Allez-y, mais soyez prudent... n'en dites rien !

Pas de crème dans cette recette ? Vos invités ne vous croiront pas. C'est tout simplement exquis.

- 600 ml (2½ tasses) de penne de blé entier
- 15 ml (1 c. à soupe) d'huile d'olive de première pression à froid
- 1 oignon haché
- 3 gousses d'ail émincées
- 3 grosses tomates coupées en dés
- 6 à 7 petites feuilles d'oseille (environ 240 ml [1 tasse]) émincées
- 15 à 30 ml (1 à 2 c. à soupe) d'estragon frais
- 150 ml (⅔ tasse) de babeurre à 0,25 % M.G.
- 120 ml (½ tasse) de fromage feta émietté

1. Faire cuire les pâtes dans beaucoup d'eau bouillante, environ 10 minutes.

Entre-temps...

2. Faire revenir l'oignon dans l'huile de 2 à 3 minutes à feu moyen-élevé. Ajouter l'ail et poursuivre la cuisson 1 minute.
3. Ajouter les tomates et laisser mijoter environ 10 minutes jusqu'à ce que le mélange ait la consistance d'une sauce épaisse. Cependant, il doit rester quelques morceaux de tomates.
4. Ajouter l'oseille et l'estragon. Laisser mijoter 2 minutes et ajouter le babeurre. Bien l'incorporer.
5. Ajouter le feta.
6. Aussitôt que le mélange mijote de nouveau, ajouter les pâtes et servir.

LINGUINI THAÏLANDAIS

Voici un repas un peu exotique. Cette recette contient assez de gras en raison du tahini ; donc, allégez le reste du repas. Vous pouvez rendre ce plat plus ou moins piquant en variant la quantité de piment fort broyé séché.

Donne 4 portions
Végétalien

TEMPS
25 minutes

Le miso se conserve au réfrigérateur des mois. Mettez-le dans un contenant en verre puisqu'il peut absorber les toxines du plastique.

NUTRI-FICHE

Le miso est une pâte fermentée et composée de fèves de soya, de sel de mer et d'une variété de céréales (par exemple, riz, orge, sarrasin). Il est fermenté de six mois jusqu'à deux ans ou plus. On le croit originaire de la Chine, il y a plus de 2500 ans. Il est exceptionnellement riche en protéines, en vitamine B (quantité minime de B_{12}) et en lécithine. Facilement assimilable, il aide la digestion, a un effet antistress et neutralise les effets de radiation, de pollution de l'air et du tabac. Le miso peut se substituer au sel et à la sauce soya comme assaisonnement. Par contre, il est très salé et ne doit être utilisé qu'en condiment. Une surconsommation entraîne les mêmes problèmes que la surconsommation de sel.

227 g (½ lb) de linguini
5 ml (1 c. à thé) d'huile de sésame
120 ml (½ tasse) d'oignon finement haché
2 gousses d'ail émincées
3 ml (½ c. à thé) de gingembre frais râpé
2 à 3 ml (¼ à ½ c. à thé) de piment fort broyé séché
15 ml (1 c. à soupe) de vinaigre balsamique
180 ml (¾ tasse) de champignons tranchés
480 ml (2 tasses) de brocoli en bouquets
120 à 180 ml (¼ à ½ tasse) de bouillon de légumes
8 ml (½ c. à soupe) de miso
30 ml (2 c. à soupe) de tahini
persil frais haché

1. Faire cuire les linguini dans de l'eau bouillante environ 8 minutes. Ils doivent être *al dente*.

Entre-temps...

2. Faire revenir l'oignon dans l'huile, à feu moyen, 5 minutes ou jusqu'à ce que l'oignon soit translucide. Ajouter l'ail, le gingembre et le piment fort broyé séché ; sauter 1 minute.
3. Ajouter le vinaigre et les champignons. Sauter 3 minutes.
4. Ajouter le brocoli et 60 ml (¼ tasse) du bouillon. Réduire le feu et mijoter à découvert de 5 à 7 minutes. Le brocoli doit être encore un peu croquant. Ajouter jusqu'à 60 ml (¼ tasse) de bouillon au besoin.

5. Ajouter le reste des ingrédients. Bien mélanger et continuer à chauffer 5 minutes. Ajouter une partie ou le reste du bouillon si la sauce est trop épaisse.
6. Incorporer les linguini cuits et égouttés. Servir.

FUSILLI ALL'ARRABBIATA

Donne 4 portions
Végétalien ou lactovégétarien

TEMPS
20 minutes

Un classique italien. La sauce arrabbiata est traditionnellement servie sur des penne. En faisant ma version de cette sauce épicée et chaleureuse, j'ai voulu aussi changer les pâtes. En réalité, la sauce arrabbiata peut se servir avec toutes les pâtes.

250 g (½ lb) de petits fusilli (grosseur 28 ou moins)
15 ml (1 c. à soupe) d'huile d'olive de première pression à froid
1 oignon haché
2 gousses d'ail émincées
2 ml (¼ c. à thé) de piment fort broyé séché
1 piment jalapeño haché finement
175 g (6 oz) de champignons tranchés
2 tomates fraîches, pelées et coupées en dés
360 ml (1½ tasse) de tomates broyées
15 ml (1 c. à soupe) de vinaigre balsamique
pincée de sel de mer
pincée de sucanat
pincée de cayenne
8 à 10 feuilles de basilic frais en fines lanières

1. Faire cuire les pâtes dans beaucoup d'eau bouillante jusqu'à ce qu'elles soient *al dente*, de 7 à 10 minutes.

Entre-temps...

2. À feu moyen-élevé, faire revenir l'oignon dans l'huile 2 minutes. Ajouter l'ail et le piment fort broyé séché, et sauter 1 minute.
3. Ajouter le piment jalapeño et les champignons ; mélanger et cuire de 3 à 4 minutes.
4. Incorporer les tomates, le vinaigre, le sel et le sucanat. Amener à ébullition, réduire le feu et mijoter environ 10 minutes, jusqu'à ce que le mélange soit réduit en sauce.
5. Ajouter la cayenne, le basilic ainsi que les pâtes cuites et égouttées. Servir.

Penne primavera

Donne de 2 à 3 portions
Lactovégétarien

TEMPS
20 minutes

Primavera veut dire « printemps » en italien. Cette casserole est un excellent mets de transition de l'hiver au printemps. C'est un plat assez consistant, avec les premiers légumes de la saison : les asperges, qui sont dépuratives et reminéralisantes.

8 demi-tomates séchées
120 ml (½ tasse) d'eau
360 ml (1½ tasse) de penne de blé entier ou une autre céréale complète
1 botte d'asperges fraîches, coupées en morceaux de 5 cm (2 po) de long
15 ml (1 c. à soupe) d'huile d'olive de première pression à froid
1 oignon coupé en demi-lunes
2 à 3 gousses d'ail émincées
240 ml (1 tasse) de champignons blancs tranchés
1 grosse tomate hachée
45 ml (3 c. à soupe) de pâte de tomate
15 ml (1 c. à soupe) de sarriette fraîche (5 ml [1 c. à thé] séchée)
15 ml (1 c. à soupe) de parmesan frais râpé

1. Faire tremper les tomates séchées dans l'eau.
2. Faire cuire les pâtes dans beaucoup d'eau bouillante jusqu'à ce qu'elles soient *al dente,* environ 10 minutes. Mettre les asperges à cuire à la vapeur au-dessus ou les ajouter aux pâtes les 5 dernières minutes de cuisson.

Entre-temps...

3. À feu moyen-élevé, faire revenir l'oignon dans l'huile 2 minutes. Ajouter l'ail et sauter 1 minute.
4. Hacher les tomates séchées et les ajouter au mélange avec l'eau de trempage, la tomate fraîche, les champignons et la pâte de tomate. Réduire en sauce.
5. Ajouter le parmesan, la sarriette, les asperges et les pâtes cuites. Mélanger et servir immédiatement.

PÂTES CRÉMEUSES AU CARI

Donne de 5 à 6 portions
Végétalien

TEMPS
30 minutes

Devine, si tu peux, et choisis, si tu oses.

Pierre Corneille

Faites deviner votre choix du substitut pour la crème à vos invités. Pour certains, il faudra attendre à la fin du repas. Autrement, peut-être n'oseront-ils pas y goûter...

Ce plat n'aime pas attendre. Les pâtes absorbent trop de la sauce et le mets « fige », devient moins crémeux et onctueux. Donc, il est préférable de le préparer à la dernière minute. Le goût, par contre, sera tout aussi bon, alors gardez les restes. De toute façon, il n'y en aura probablement pas !

Une sauce onctueuse mais légère vient agrémenter les asperges et le cari de façon merveilleuse. Un autre excellent plat de transition vers le printemps.

720 ml (3 tasses) de penne au blé entier ou épeautre (ou autres pâtes telles que spirales, coquilles)
1 botte d'asperges fraîches, coupées en morceaux de 5 cm (2 po) de long
15 ml (1 c. à soupe) d'huile d'olive de première pression à froid
1 oignon haché grossièrement
3 gousses d'ail émincées
15 ml (3 c. à thé) de poudre de cari
2 ml (¼ c. à thé) de cumin moulu
2 ml (¼ c. à thé) de piment fort broyé séché
30 ml (2 c. à soupe) d'eau
1 pomme verte pelée et coupée en dés
2 tomates coupées en dés
3 ml (½ c. à thé) d'herbes de Provence séchées
75 ml (⅓ tasse) de tofu silken ferme
120 ml (½ tasse) de lait de soya
45 ml (3 c. à soupe) de levure alimentaire

1. Faire cuire les pâtes dans beaucoup d'eau bouillante jusqu'à ce qu'elles soient *al dente,* environ 10 minutes. Mettre les asperges à cuire à la vapeur au-dessus ou les ajouter aux pâtes les 5 dernières minutes de cuisson.

Entre-temps...

2. À feu moyen-élevé, faire revenir l'oignon dans l'huile 2 minutes. Ajouter l'ail et sauter 1 minute.

3. Ajouter la poudre de cari, le cumin et les piments. Bien mélanger et cuire 30 secondes. Ajouter l'eau.
4. Ajouter la pomme, les tomates et les herbes de Provence. Mijoter environ 10 minutes jusqu'à ce que le mélange fasse une sauce. Incorporer les asperges.
5. Avec le mélangeur portatif, battre ensemble le tofu, le lait et la levure alimentaire. Verser dans le mélange de légumes et cuire de 3 à 4 minutes pour marier les saveurs.
6. Verser la sauce sur les pâtes et servir immédiatement.

GRATIN AUX ÉPINARDS

Donne de 6 à 8 portions
Lactovégétarien

TEMPS
30 minutes

NUTRI-FICHE

L'épinard se mange cru ou cuit ; il est très polyvalent. On le lave juste avant de l'utiliser, sinon les feuilles faneront et perdront leur belle apparence. On le lave comme la laitue : rapidement et à grande eau. L'épinard est une excellente source de vitamine A, d'acide folique, de magnésium et de potassium. C'est aussi une bonne source de vitamine C et de fer, en plus de contenir de la vitamine B_6, du calcium, du zinc, du cuivre et de la niacine. On le dit reminéralisant, rafraîchissant, et son jus aide à la digestion. Par contre, à cause des oxalates, les épinards sont très acides et les personnes ayant un système trop acide ou des conditions arthritiques devraient en consommer avec modération.

360 ml (1½ tasse) de macaroni de blé entier
8 ml (½ c. à soupe) d'huile d'olive de première pression à froid
1 oignon haché
2 gousses d'ail émincées
6 champignons tranchés
1 tomate fraîche coupée en dés
3 ml (½ c. à thé) de moutarde de Dijon
480 ml (2 tasses) de sauce tomate italienne (page 146) réduite en purée
1/2 botte d'épinards frais et en fines lanières
3 ml (½ c. à thé) d'origan séché
3 ml (½ c. à thé) de basilic séché
pincée de cayenne
60 ml (¼ tasse) d'olives noires tranchées
360 ml (1½ tasse) de fromage râpé (cheddar doux ou fort, suisse, gouda ou votre mélange préféré)
30 ml (2 c. à soupe) de parmesan frais râpé

1. Faire cuire les pâtes dans beaucoup d'eau bouillante environ 10 minutes ou jusqu'à ce qu'elles soient *al dente.*

Entre-temps...

2. Faire suer l'oignon dans l'huile environ 3 minutes et ajouter l'ail. Sauter 2 minutes.
3. Ajouter les champignons, la tomate en dés et la moutarde. Bien mélanger.
4. Ajouter la sauce tomate. Mijoter 10 minutes.
5. Incorporer les épinards, les fines herbes, les olives, la cayenne et les pâtes.
6. Mettre dans un plat rectangulaire huilé, allant au four, d'environ 1,9 l (8 tasses), et étaler les fromages. Cuire dans un four de 180 °C (350 °F) 10 minutes et mettre sous le gril les 2 dernières minutes.

PESTO VÉGÉTALIEN

Une version végétalienne d'une sauce italienne bien populaire et polyvalente. Le «pesto» vient du latin pestare *qui veut dire «broyer».*

Donne environ 150 ml
(2/3 tasse)
Végétalien

TEMPS
10 minutes

Cette pâte ou sauce est meilleure si elle est préparée la veille pour que les saveurs se développent bien ensemble. Elle se conserve environ sept à dix jours au réfrigérateur dans un contenant en verre de préférence. C'est normal que le dessus noircisse un peu, ne vous en faites pas. Le pesto se congèle très bien aussi. On peut le mettre dans des bacs à glace et quand les cubes sont bien congelés, on les transfère dans des sacs à congélation.

NUTRI-FICHE

Le basilic est l'herbe idéale pour rehausser les plats à base de tomates, les pâtes et les poissons. Très utilisé en Italie et dans toute la région méditerranéenne, cette plante annuelle pousse très bien chez nous. Durant l'hiver, on peut en faire pousser sur le bord d'une fenêtre ensoleillée. Quelle odeur ! En herboristerie, le basilic est utilisé, entre autres, contre les migraines et pour la digestion. Il serait aussi utile contre les insomnies d'origine nerveuse. Essayez-le en tisane... exotique !

480 ml (2 tasses) de basilic frais bien tassé
45 ml (3 c. à soupe) de noix de pin
2 à 3 gousses d'ail grossièrement hachées
15 ml (1 c. à soupe) de levure alimentaire
30 ml (2 c. à soupe) de persil frais
75 ml (1/3 tasse) d'huile d'olive de première pression à froid

1. Mettre tous les ingrédients, à l'exception de l'huile d'olive, dans un mélangeur.
2. Bien broyer en ajoutant l'huile d'olive en deux ou trois fois.
3. Bien repousser le mélange dans le fond du bocal du mélangeur, c'est-à-dire nettoyer les parois entre chaque ajout d'huile.

Donne 4 portions
Lactovégétarien

TEMPS
préparation : 15 minutes
total : 45 minutes

Dans la vie, le difficile et le facile se produisent presque toujours simultanément.

Tiré des « Pensées et maximes pour notre temps », tome II.

À première vue, cette recette paraît un peu compliquée, mais en réalité, elle se fait facilement.

Macaroni style Californie

Accompagnez ce macaroni d'une belle salade verte (laitue ou épinards) et d'un verre de vin blanc, et voilà un repas tout aussi nourrissant que délicieux.

- 360 ml (1½ tasse) de macaroni de blé entier
- 180 ml (¾ tasse) de fromage cottage 1 % M.G.
- 120 ml (½ tasse) de yogourt nature 0,1 % M.G.
- 60 ml (¼ tasse) de fromage Quark
- 8 ml (1½ c. à thé) de moutarde de Dijon
- 5 ml (1 c. à thé) d'herbes de Provence séchées
- 10 ml (2 c. à soupe) de fromage parmesan râpé
- 10 ml (2 c. à soupe) de persil frais haché
- 1 pincée de cayenne
- 10 ml (2 c. à thé) d'huile d'olive de première pression à froid
- 360 ml (1½ tasse) de pois mange-tout, coupés en morceaux de 2,5 cm (1 po)
- 360 ml (1½ tasse) de champignons tranchés
- 5 oignons verts hachés finement
- 15 ml (1 c. à soupe) de germe de blé
- 8 ml (½ c. à soupe) de parmesan râpé
- 120 ml (½ tasse) de fromage cheddar fort râpé

1. Faire cuire les pâtes dans beaucoup d'eau bouillante, environ 7 minutes, pour qu'elles soient *al dente.*
2. Bien mélanger les huit prochains ingrédients au robot culinaire ou au mélangeur jusqu'à ce que le mélange soit lisse et crémeux. Mettre de côté.
3. Pendant ce temps, faire revenir les oignons verts, les pois mange-tout et les champignons dans l'huile. Ajouter aux pâtes cuites.

4. Bien incorporer les pâtes et les légumes au mélange de fromage. Verser le tout dans une casserole de 1,9 l (8 tasses) bien huilée. Saupoudrer de germe de blé et des fromages râpés.
5. Mettre au four à 180 °C (350 °F) 30 minutes et passer ensuite sous le gril 2 minutes.

PESTO TRADITIONNEL

Donne environ 360 ml
(1½ tasse)
Lactovégétarien

❧ ❧ ❧

TEMPS
10 minutes

❒ Cette pâte ou sauce est meilleure si elle est préparée la veille pour que les saveurs se développent bien ensemble. Elle se conserve environ sept à dix jours au réfrigérateur dans un contenant en verre de préférence. C'est normal que le dessus noircisse un peu, ne vous en faites pas. Le pesto se congèle très bien aussi (voir à ce sujet sous la recette de pesto végétalien, page 139).

960 ml (4 tasses) de basilic frais bien tassé
60 ml (¼ tasse) de noix de pin
4 gousses d'ail grossièrement hachées
75 ml (⅓ tasse) de parmesan râpé
120 ml (½ tasse) de persil frais
175 ml (⅔ tasse) d'huile d'olive de première pression à froid

❧ ❧ ❧ ❧ ❧

1. Mettre tous les ingrédients, à l'exception de l'huile d'olive, dans un mélangeur.
2. Bien broyer en ajoutant l'huile d'olive en trois ou quatre fois.
3. Bien repousser le mélange dans le fond du bocal du mélangeur, c'est-à-dire nettoyer les parois entre chaque ajout d'huile.

Sauce olé

Donne environ 600 ml
(2½ tasses)
Végétalien

TEMPS
préparation : 15 minutes
total : 40 minutes

Caméléon : n.m. Petit reptile africain qui a la faculté de changer de couleur, ou une personne qui change d'opinion, ou de conduite, au gré de l'intérêt.

Voici le caméléon des sauces. Les combinaisons possibles sont presque infinies.

Cette sauce peut napper vos pâtes, les courges spaghetti, les fèves germées ou de beaux légumes verts comme la courgette, le brocoli ou les haricots.

15 ml (1 c. à soupe) d'huile d'olive de première pression à froid
1 oignon moyen coupé en dés
2 gousses d'ail émincées
1 poivron vert coupé en dés
120 ml (½ tasse) de champignons tranchés
360 ml (1½ tasse) de tomates broyées
60 ml (¼ tasse) de salsa (chaleur moyenne)
45 ml (3 c. à soupe) de levure alimentaire
1 pincée de cayenne
15 ml (1 c. à soupe) d'origan frais haché
15 ml (1 c. à soupe) de basilic frais haché
60 ml (¼ tasse) d'olives noires tranchées
5 ml (1 c. à thé) de tamari

1. Dans une casserole, faire revenir l'oignon et l'ail dans l'huile d'olive environ 5 minutes. Ajouter le poivron et les champignons, et poursuivre la cuisson 5 minutes.
2. Ajouter les tomates et la salsa. Amener à ébullition, baisser le feu à doux et laisser mijoter, à découvert, 20 minutes. Ajouter la levure alimentaire et bien mélanger de 1 à 2 minutes.
3. Ajouter la cayenne, les fines herbes, les olives et le tamari ; chauffer 2 minutes et servir.

Sauce à l'aubergine tomatée

Donne de 6 à 8 portions
Végétalien

TEMPS
préparation : 30 minutes
total : 1 heure

Vous ressentez un attrait irrésistible pour l'aubergine ? Est-ce en raison de son goût... ou de la nicotine ?

Eh oui, l'aubergine fait partie de la famille des solanacées de même que le tabac, les tomates et les pommes de terre ! La nicotine n'est pas présente que dans le tabac, mais aussi dans les autres membres de cette famille.

☆ La saveur de cette sauce sera rehaussée si vous la saupoudrez de parmesan après avoir incorporé les pâtes. Le mets deviendra alors lactovégétarien.

Cette sauce est exquise servie sur vos pâtes préférées comme les penne ou les rotini. Elle a un goût riche, sans contenir les calories ou le gras des sauces à la crème.

1 grosse aubergine (environ 907 g [2 lb])
sel de mer et poivre
5 ml (1 c. à thé) d'huile d'olive de première pression à froid
1 oignon haché
1 poivron rouge coupé en dés
3 gousses d'ail émincées
480 ml (2 tasses) de champignons tranchés
1 boîte 796 ml (28 oz) de tomates italiennes broyées
120 ml (½ tasse) de bouillon de légumes ou d'eau
60 ml (¼ tasse) de vin rouge
15 ml (1 c. à soupe) de vinaigre balsamique
5 ml (1 c. à thé) d'origan séché
3 ml (½ c. à thé) de thym séché
2 feuilles de laurier
pincée de sel de mer
pincée de cayenne
pincée de sucanat
120 ml (½ tasse) de persil frais haché
120 ml (½ tasse) d'olives noires tranchées

1. Chauffer le four à 260 °C (500 °F). Couper l'aubergine en deux sur le sens de la longueur et faire deux entailles sur chaque moitié. Saler et poivrer très légèrement et déposer, le côté coupé vers le bas, sur une plaque légèrement enduite d'huile. Cuire 20 minutes. La chair doit être très tendre, presque en purée, et la pelure bien flétrie. Laisser reposer 10 minutes.

2. Faire revenir les oignons, l'ail, le poivron rouge et les champignons dans l'huile environ 5 minutes. Ajouter la chair de l'aubergine et bien mélanger.
3. Ajouter les tomates et le reste des ingrédients, à l'exception du persil et des olives noires. Amener doucement à ébullition sur feu moyen. Réduire le feu et mijoter partiellement, couvert, 35 minutes.
4. Incorporer le persil et les olives noires, et poursuivre la cuisson 5 minutes.

Donne 2,88 l (12 tasses)
Végétalien

TEMPS
préparation : 25 minutes
total : $2\frac{1}{4}$ heures

NUTRI-FICHE

Une tomate moyenne (100 g [3,5 oz]) ne renferme que 15 calories, mais elle est bien pourvue en minéraux, le potassium surtout. Elle est très riche en oligo-éléments (cuivre, chrome, manganèse) et en vitamines A et C. C'est un « légume-fruit » idéal.

❒ Cette sauce se conserve une semaine au réfrigérateur ou trois mois au congélateur. Mettez la sauce dans des contenants de plastique, de verre ou d'acier inoxydable, mais jamais dans de l'aluminium, car la tomate cuite est trop acide.

SAUCE TOMATE ITALIENNE

Cette sauce s'adapte à n'importe quel plat. Utilisez-la telle quelle avec vos pâtes préférées, pour napper vos légumes, comme base pour une autre recette où dans n'importe quelle recette où vous avez besoin de sauce tomate.

30 ml (2 c. à soupe) d'huile d'olive de première pression à froid
2 oignons hachés
6 gousses d'ail émincées
1 carotte coupée en dés
1 petite courgette coupée en dés
1 poivron vert coupé en dés
2 branches de céleri coupées en dés
227 g (½ lb) de champignons tranchés
1 boîte de pâte de tomate
1 boîte 796 ml (28 oz) de tomates italiennes broyées
1 boîte 796 ml (28 oz) de tomates italiennes en dés
120 ml (½ tasse) de vin rouge
360 ml (1½ tasse) de bouillon de légumes
3 ml (½ c. à thé) de piment fort séché broyé
15 ml (1 c. à soupe) de basilic séché
3 ml (½ c. à soupe) d'origan séché
5 ml (1 c. à thé) de romarin séché
2 feuilles de laurier
5 ml (1 c. à thé) de sucanat
15 ml (1 c. à soupe) de vinaigre balsamique
15 ml (1 c. à soupe) de tamari
5 ml (1 c. à thé) de poivre noir
5 ml (1 c. à thé) de sel de mer
pincée de cayenne
120 ml (½ tasse) de persil frais haché

1. Faire revenir l'oignon dans l'huile 5 minutes. Ajouter l'ail et cuire 1 minute.

2. Ajouter les carottes, la courgette, le poivron, le céleri et les champignons ; faire sauter jusqu'à ce que les légumes commencent à brunir.

3. Ajouter la pâte de tomate, les tomates, le vin, le bouillon, les piments, les fines herbes, le sucanat et le vinaigre. Amener à ébullition. Réduire le feu et laisser mijoter, mi-couvert, 2 heures.

4. Ajouter le reste des ingrédients et poursuivre la cuisson 15 minutes.

LES CÉRÉALES, LES LÉGUMINEUSES ET LES CASSEROLES

LES CÉRÉALES

Les céréales sont les aliments les plus importants de tout régime alimentaire sain et équilibré. Il est suggéré d'en manger de 5 à 12 portions par jour.

D'après la tradition chinoise, les céréales sont groupées surtout dans la catégorie des aliments « sucrés » ou « doux ». Donc, elles devraient constituer la majeure partie de notre régime alimentaire quotidien. Elles contiennent beaucoup de fibres à condition d'être complètes (non raffinées), sont des aliments surtout neutres et constituent des glucides complexes (encore une fois, si elles ne sont pas raffinées).

ALORS, ÉLIMINEZ LE BLANC !

- Substituez le riz brun au riz blanc. Essayez le riz basmati pour faire changement.
- Substituez l'orge mondé à l'orge perlé.
- Mettez-y de la variété ; utilisez, entre autres, le millet, le quinoa, le sarrasin (ce n'est pas vraiment une céréale mais...) et le boulghur.
- Optez toujours pour du pain complet et essayez le pain au levain.
- Choisissez des pâtes au blé entier ou autres céréales pour faire changement (des nouilles soba, des pâtes d'épeautre, par exemple). N'oubliez pas que le couscous est, en fait, une petite pâte.

LA CUISSON

Dans deux fois leur eau (1 tasse de riz pour 2 tasses d'eau), on fait cuire le kasha 15 minutes et le riz brun, environ 40 minutes.

Dans trois fois leur eau (1 tasse de céréales pour 3 tasses d'eau), on fait cuire le quinoa 15 minutes, le millet 30 à 35 minutes et l'orge mondé environ 40 à 45 minutes.

Pour le boulghour et le couscous, normalement on ne fait que recouvrir d'une quantité égale d'eau bouillante et on laisse reposer le couscous de 5 à 7 minutes et le boulghour, de 15 à 20 minutes.

LES LÉGUMINEUSES

À introduire progressivement et graduellement dans un régime alimentaire équilibré, les légumineuses sont une excellente source de protéines, de glucides complexes et relativement faibles en gras. Elles constituent également de bonnes sources de calcium, de fer, de potassium et de vitamine B en plus d'être une excellente source de vitamine C.

D'après la tradition chinoise, les fèves sont l'aliment des reins – elles sont les régulateurs du corps d'eau et du sucre, et équilibrent l'activité surrénale et rénale. Les légumineuses sont tout à fait indiquées pour les personnes ayant des conditions d'excès de chaleur et d'humidité (excès de poids, œdème, champignons, par exemple).

Les plus faciles à digérer : aduki, mung, lentille, pois cassés.

Les plus difficiles à digérer : romano, fèves rouges, pois blancs, fèves noires et pois chiches.

Entre les deux : lima, flageolets.

Les fèves de soya entières sont très difficiles à digérer, donc elles sont à éviter. Mais leurs dérivés tels que le tofu, le tempeh, les fèves germées, le lait de soya, le miso et le tamari sont, eux, faciles à digérer.

LE TREMPAGE

- Toutes les légumineuses, à l'exception des lentilles et des pois cassés, doivent tremper toute une nuit, environ 10 à 12 heures et jusqu'à 15 heures pour les pois chiches.
- Faites-les tremper dans au moins trois fois leur eau (pour chaque tasse de légumineuses, faire tremper dans 3 tasses d'eau) et dans un bol en verre ou en plastique.
- Changez l'eau de trempage une ou deux fois et la jeter à la fin du trempage.

LA CUISSON

Les lentilles brunes ou vertes ainsi que les pois cassés cuisent dans environ 35 à 45 minutes. Amenez 240 ml (2 tasses) d'eau à ébullition pour chaque 120 ml (1 tasse) de légumineuses. Réduisez le feu, couvrez et mijotez. Les lentilles orange perdent leur forme et se transforment en purée dans environ 20 à 25 minutes. On s'en sert surtout pour les sauces ou les pâtés.

Pour tous les autres pois ou fèves, rincez-les bien après le trempage. Couvrez-les avec beaucoup d'eau, au moins 7,2 cm (3 po). Amenez-les à ébullition, réduisez le feu, couvrez et mijotez le temps indiqué ci-dessous.

Pois secs à soupe, fèves lima, aduki, mung, doliques et flageolets	1 à 1½ heure
Gourganes, fèves blanches, rouges ou noires, fèves pinto et romano	2 à 2½ heures
Pois chiches	3 à 3½ heures

Pour faciliter la digestion

- Ajoutez un à deux morceaux de kombu (algue) dans le fond de la marmite à cuisson. Ajoutez 2 ml (¼ c. à thé) de sel de mer (ou 15 ml [1 c. à thé]) de tamari ou de miso) durant les dernières 15 à 30 minutes de cuisson.
- Faites cuire les légumineuses avec un peu de graines de fenouil ou du cumin.
- Durant la dernière demi-heure de cuisson, ajoutez un peu de vinaigre de cidre, de vinaigre de riz ou de vinaigre de vin blanc.

Donne 4 portions
Végétalien

TEMPS
45 minutes
(20 minutes si le riz est cuit)

Riz aux légumes

Une fois par semaine, je fais cuire au moins 480 ml (2 tasses) de riz brun, ce qui donne environ 1,44 l (6 tasses) de riz cuit. C'est très pratique pour certains soirs où nous n'avons pas le goût de cuisiner. Il se garde très bien au réfrigérateur. Des casseroles comme celle-ci se préparent en un clin d'œil.

240 ml (1 tasse) de riz brun
480 ml (2 tasses) d'eau
15 ml (1 c. à soupe) d'huile d'olive de première pression à froid
5 ml (1 c. à thé) de vinaigre balsamique
1 gros oignon haché
2 gousses d'ail émincées
3 ml (½ c. à thé) de poudre de cari
pincée de cumin moulu
2 branches de céleri tranchées
1 courgette coupée en demi-lunes
2 tomates coupées en dés
15 ml (1 c. à soupe) de Braggs
pincée de sel de mer
pincée de cayenne

1. Amener l'eau à ébullition rapide et y jeter le riz. Couvrir, réduire le feu et laisser mijoter environ 40 minutes jusqu'à ce que l'eau soit complètement absorbée.

Entre-temps...

2. Faire revenir l'oignon et l'ail dans l'huile et le vinaigre 5 minutes. Ajouter le cari et le cumin. Poursuivre la cuisson 1 minute.
3. Ajouter le céleri, la courgette et les tomates, et cuire 10 minutes.
4. Bien incorporer le riz. Ajouter le Braggs, le sel et la cayenne. Laisser reposer à feu très doux de 2 à 3 minutes pour bien mélanger les saveurs.

Risotto al funghi

Donne 2 portions
en plat principal
ou 6 en accompagnement
Végétalien

TEMPS
30 minutes

Voici une autre recette de Nuria. On la connaît mieux maintenant, donc on s'habitue à sa façon bien particulière de faire la cuisine. Moi, j'aime bien. Et vous ? Le risotto al funghi est un des premiers plats que Nuria a fait pour moi lors de mes premières visites chez elle.

2 verres d'un bon vin blanc sec

8 ml (1 ½ c. à soupe) d'huile d'olive de première pression à froid

6 gousses d'ail tranchées

625 g (1 ¼ lb de champignons au choix (sauvages, pleurotes, ou une combinaison des deux)

3 ml (½ c. à thé) de sel de mer

120 ml (½ tasse) de persil frais haché

240 ml (1 tasse) de riz basmati

480 ml (2 tasses) d'eau bouillante

1. Verser un des deux verres de vin dans une coupe et déguster à petites gorgées pendant la préparation du plat.
2. Faire dorer l'ail dans l'huile en le surveillant de près. On ne veut pas que l'ail devienne brun ou brûlé et tout gâcher dès le départ.
3. Une fois l'ail bien doré, ajouter les champignons et poursuivre la cuisson de 1 à 2 minutes. Ajouter le deuxième verre de vin blanc, le sel et le persil. Mijoter de 5 à 7 minutes.
4. Ajouter le riz et l'eau bouillante. Ramener à ébullition si nécessaire, réduire le feu et cuire le riz 13 minutes environ. Vérifier et ajouter un peu d'eau si le mélange devient trop sec durant la cuisson.
5. Laisser le risotto reposer de 2 à 3 minutes avant de servir. Le résultat est magnifique.

Donne 8 portions
en accompagnement
Végétalien

❧ ❧ ❧

TEMPS
45 à 50 minutes

Riz à l'espagnol

La réussite de cette recette est basée sur le coulis de tomates à la Flûte (voir page 110). On peut sûrement en utiliser un autre, mais je ne serai pas responsable du résultat. Même si vous trouvez que ça ne vaut pas la peine de faire votre propre coulis, essayez juste une fois pour me faire plaisir. Vous en referez, c'est garanti !

- 15 ml (1 c. à soupe) d'huile d'olive de première pression à froid
- 1 gros oignon coupé en morceaux
- 2 gousses d'ail émincées
- 2 branches de céleri tranchées épais
- 1 gros poivron vert coupé en morceaux
- 240 ml (1 tasse) de riz brun
- 3 feuilles de laurier
- 360 ml (1½ tasse) de coulis de tomates à la Flûte (voir page 110)
- 240 ml (1 tasse) d'eau
- pincée de sel de mer
- pincée de cayenne

❧ ❧ ❧ ❧ ❧

1. À feu moyen-élevé, faire revenir l'oignon dans l'huile d'olive. Ajouter l'ail et poursuivre la cuisson 1 minute.
2. Ajouter les poivrons et le céleri. Sauter 2 minutes.
3. Ajouter le riz et bien mélanger pour qu'il soit enduit du mélange à l'huile. Cuire 2 minutes.
4. Ajouter les feuilles de laurier, le coulis et l'eau. Amener à ébullition, réduire le feu, couvrir et cuire environ 35 minutes ou jusqu'à ce que tout le liquide soit absorbé.
5. Incorporer le sel et la cayenne, mélanger et servir.

RIZ À L'INDIENNE

Donne 5 portions
Végétalien

TEMPS
45 minutes

C'est mon opinion et je la partage.

Henri Monnier

Les opinions de vos invités seront partagées, et non divisées, pour ce plat. Il est exquis. (Ça, c'est mon humble opinion.)

240 ml (1 tasse) de riz brun
120 ml ($\frac{1}{2}$ tasse) de petites lentilles brunes
720 ml (3 tasses) de bouillon de légumes
375 g ($\frac{3}{4}$ lb) de haricots verts coupés en morceaux de 2,5 cm (1 po)
8 ml ($\frac{1}{2}$ c. à soupe) d'huile d'olive de première pression à froid
1 oignon haché
3 gousses d'ail émincées
7 ml ($1\frac{1}{2}$ c. à thé) de poudre de cari
2 ml ($\frac{1}{4}$ c. à thé) de cumin moulu
pincée de cannelle
pincée de piment de Jamaïque
1 poivron rouge coupé en dés
125 g (4 oz) de champignons tranchés

1. Amener l'eau à ébullition rapide et y jeter le riz et les lentilles. Couvrir, réduire le feu et laisser mijoter environ 40 minutes jusqu'à ce que l'eau soit complètement absorbée.
2. Faire cuire les haricots verts à la vapeur environ 10 minutes jusqu'à ce qu'ils soient tendres mais encore croquants. Garder chaud.

Entre-temps...

3. Faire revenir l'oignon dans l'huile 3 minutes. Ajouter l'ail et cuire 1 minute. Ajouter le cari, le cumin, la cannelle et le piment de Jamaïque. Poursuivre la cuisson 1 minute.
4. Ajouter le poivron rouge et les champignons, et sauter de 5 à 7 minutes.
5. Bien incorporer les haricots, le riz et les lentilles. Laisser reposer 5 minutes à feu doux pour bien mélanger les saveurs.

Riz et orge aux légumes

Donne 8 portions en accompagnement et 4 en plat principal
Végétalien

TEMPS
45 minutes

Nutri-fiche

Originaire de l'Asie, il y a plus de 10 000 ans, l'orge a été la première céréale cultivée. Nous la connaissons surtout comme ingrédient à soupe ou comme matière première dans la fabrication du malt (pour la bière, le whisky et le scotch). Mais l'orge peut s'utiliser comme toute autre céréale. L'orge mondé est le plus nourrissant et le moins raffiné ; seule son enveloppe extérieure a été enlevée, donc presque tout le son est conservé. L'orge est une excellente source de fibres solubles et contient de la vitamine B_6, de l'acide folique, de la niacine, de la thiamine, du fer, du magnésium, du potassium et du phosphore. Son contenu en vitamine B_6 nous aide à combattre le stress et la déprime. De plus, l'orge est réputée fortifiante et antidiarrhéique.

Cette casserole peut aussi être servie comme repas principal pour quatre personnes. Une belle salade verte (laitue, épinards, endives et luzerne), et le tour est joué !

120 ml (½ tasse) de riz complet
60 ml (¼ tasse) d'orge mondé
360 ml (1½ tasse) d'eau
10 ml (2 c. à thé) d'huile d'olive de première pression à froid
2 ml (¼ c. à thé) d'huile de sésame
2 ml (¼ c. à thé) de vinaigre balsamique
1 petit oignon tranché
1 gousse d'ail hachée finement
1 branche de céleri tranchée
½ poivron vert coupé en dés
1 carotte coupée en demi-lunes
240 ml (1 tasse) de pois mange-tout
5 champignons tranchés
3 ml (½ c. à thé) de marjolaine
10 ml (2 c. à thé) de tamari
pincée de cayenne

1. Amener l'eau à ébullition rapide et y jeter le riz et l'orge. Couvrir, réduire le feu et laisser mijoter environ 40 minutes jusqu'à ce que l'eau soit complètement absorbée.

Entre-temps...

2. Faire revenir l'oignon et l'ail dans les huiles et le vinaigre 3 minutes. Ajouter le céleri, le poivron et la carotte. Poursuivre la cuisson de 7 à 10 minutes.

3. Ajouter les pois et les champignons et cuire de 3 à 4 minutes. Tous les légumes devraient être hautement colorés et encore un peu croquants sous la dent. Ajouter la marjolaine.
4. Bien incorporer le riz et l'orge. Ajouter la cayenne et le tamari. Laisser reposer 5 minutes à feu très doux pour bien mélanger les saveurs.

Donne 4 portions
Végétalien

TEMPS
25 minutes

QUINOA PILAF

Ce plat se sert tant comme accompagnement qu'en plat principal. Ça fait changement du riz, c'est plein de nutriments et ça a bon goût.

15 ml (1 c. à soupe) d'huile d'olive de première pression à froid

2 poireaux tranchés

3 gousses d'ail émincées

2 branches de céleri tranchées

1 poivron vert coupé en dés

240 ml (1 tasse) de brocoli en petits bouquets

125 g (4 oz) de champignons tranchés

2 tomates coupées en dés

240 ml (1 tasse) de quinoa

600 ml (2½ tasses) d'eau (ou 360 ml + 240 ml [1½ tasse + 1 tasse] de bouillon de légumes)

2 feuilles de laurier

3 feuilles de basilic frais hachées

3 feuilles d'origan frais hachées

pincée de safran

pincée de sel de mer

pincée de cayenne

1. Sauter les poireaux dans l'huile 2 minutes. Ajouter l'ail et poursuivre la cuisson 1 minute.
2. Ajouter le céleri, le poivron, le brocoli et les champignons. Cuire de 4 à 5 minutes.
3. Ajouter les tomates, le quinoa et l'eau. Amener le mélange à ébullition, couvrir, réduire le feu et cuire à feu moyen 15 minutes ou jusqu'à ce que l'eau soit complètement absorbée.
4. Incorporer les fines herbes, le safran, le sel et la cayenne. Chauffer 1 minute et servir.

SAUTÉ AU TOFU

Donne 2 portions
Végétalien

TEMPS
tofu mariné : de 2 à 6 heures
préparation : 20 minutes

15 ml (1 c. à soupe) d'huile de sésame
23 ml (1½ c. à soupe) de vinaigre de riz
23 ml (1½ c. à soupe) de tamari
5 ml (1 c. à thé) de gingembre frais râpé
2 à 3 gousses d'ail émincées
3 ml (½ c. à thé) de harissa
3 ml (½ c. à thé) de pâte de tomate
250 g (½ lb) de tofu ferme aux fines herbes en cubes
5 ml (1 c. à thé) d'huile d'olive de première pression à froid
1 oignon haché grossièrement
2 branches de céleri tranchées
1 petit poivron rouge coupé en dés
125 g (4 oz) de champignons tranchés
240 ml (1 tasse) de pois mange-tout
960 ml (4 tasses) de fèves germés

1. Bien mélanger les sept premiers ingrédients. Ajouter le tofu et mariner, couvert, au réfrigérateur, de 2 à 6 heures. Égoutter le tofu et conserver la marinade.
2. Dans un wok, à feu moyen-élevé, faire revenir l'oignon dans l'huile d'olive 1 minute et ajouter le céleri. Sauter de 2 à 3 minutes.
3. Ajouter le tofu, le poivron et les champignons. Poursuivre la cuisson de 3 à 4 minutes. Ajouter les pois et les fèves germées. Sauter 5 minutes.
4. Verser le reste de la marinade sur le mélange et bien réchauffer avant de servir.

Donne 12 burgers
Ovovégétarien

TEMPS
25 à 30 minutes

☆ Si vous voulez faire cuire ces burgers sur le barbecue, utilisez une plaque (comme celle pour faire cuire les crevettes et autres petits fruits de mer) parce que les burgers ne vont « se solidifier » qu'après la cuisson du premier côté. Donc, s'ils sont déposés directement sur le gril, ils s'émietteront.

BURGERS AU TOFU

Le végétarisme a sa place partout aujourd'hui. Il n'y a plus de raisons pour manquer quelque occasion que ce soit, comme un barbecue. On peut toujours trouver une recette qui s'y adapte. Voici l'une de mes préférées. Vous pouvez servir ces burgers de la façon traditionnelle dans un pain hamburger avec des condiments, ou seuls avec de la moutarde de Dijon et une salade mexicana (page 84), par exemple.

500 g (1 lb) de tofu aux fines herbes émietté
1 carotte râpée
1 petit oignon haché grossièrement
3 gousses d'ail émincées
4 champignons hachés finement
½ piment jalapeño haché finement
120 ml (½ tasse) de persil frais haché
3 ml (½ c. à thé) d'origan séché
2 ml (¼ c. à thé) de thym séché
2 ml (¼ c. à thé) de cumin moulu
2 ml (¼ c. à thé) de graines de coriandre moulues
bonne pincée de cayenne
15 ml (1 c. à soupe) de moutarde de Dijon à l'ancienne (avec graines)
15 ml (1 c. à soupe) d'huile de sésame
1 gros œuf
60 ml (¼ tasse) de yogourt nature à 0,1 % M.G.
60 ml (¼ tasse) de germe de blé
15 ml (1 c. à soupe) de tamari

1. Dans un robot, bien hacher et mélanger tous les ingrédients dans l'ordre indiqué. Verser dans un bol et utiliser les mains pour compléter le mélange plus facilement.
2. Si le mélange est trop liquide, ajouter un peu de miettes de pain. S'il est trop sec, ajouter de 15 à 30 ml (1 à 2 c. à soupe) de yogourt.
3. Façonner en burgers minces et cuire à la poêle environ 5 à 7 minutes d'un côté. Retourner et cuire un autre 5 à 7 minutes.

Quiche sans quiche aux épinards

Donne de 6 à 8 portions
Végétalien

TEMPS
50 minutes

Cette tarte se prépare très bien la veille. Couvrez-la d'une pellicule plastique au réfrigérateur. Pour réchauffer, mettez dans un four de 180 °C (350 °F) 25 minutes. Elle se garde trois jours.

Vous vous demandez pourquoi l'expression « à la florentine » est utilisée pour des plats contenant des épinards ? Eh bien, en 1533, Catherine de Médicis quitta la ville de Florence, en Italie, pour marier le roi de la France ! Mais elle ne laissa pas tout derrière elle ! Elle amena ses cuisiniers italiens pour qu'ils lui préparent ses mets préférés – les épinards, de toutes les façons possibles.

La quiche traditionnelle est à base d'œufs et a une croûte à tarte comme dessous. Cette tarte n'a ni l'un ni l'autre, mais elle est pleine de saveurs. Elle est aussi très polyvalente : parfaite pour le brunch, le lunch lorsqu'elle est accompagnée d'une bonne salade César, ou encore pour un souper léger si elle est accompagnée d'une bonne soupe et d'une salade.

8 ml (½ c. à soupe) d'huile d'olive de première pression à froid
3 ml (½ c. à thé) de vinaigre balsamique
1 gros oignon grossièrement haché
3 à 4 gousses d'ail émincées
125 g (4 oz) de champignons tranchés
3 ml (½ c. à thé) de thym ou d'origan séché (ou au goût)
3 ml (½ c. à thé) d'herbes de Provence
150 g (5 oz) ou ½ paquet de tofu silken ferme
150 g (5 oz) de tofu ferme aux fines herbes
300 g (10 oz) d'épinards congelés, décongelés et bien égouttés
60 ml (¼ tasse) de salsa
15 ml (1 c. à soupe) de farine de blé entier
30 ml (2 c. à soupe) de levure alimentaire
5 ml (1 c. à thé) de moutarde de Dijon
5 ml (1 c. à thé) de tamari
pincée de sel de mer
pincée de cayenne
tranches de tomates ou de poivrons rouges

1. Faire revenir l'oignon et l'ail dans l'huile et le vinaigre 3 minutes. Ajouter les champignons et les fines herbes. Poursuivre la cuisson 2 minutes.

2. Mettre le mélange dans le bol du robot culinaire et ajouter les épinards. Broyer.
3. Ajouter le reste des ingrédients, à l'exception des tranches de tomates ou de poivrons, en deux ou trois fois et bien broyer. Il s'agit d'obtenir un beau mélange onctueux, sans être une purée.
4. Verser le mélange dans un plat à tarte, garnir des tranches de tomates ou de poivrons et cuire dans un four de 180 °C (350 °F) 30 minutes. Servir.

TOFU CACCIATORE

Donne 4 portions
Végétalien

TEMPS
35 minutes

Cacciatore veut dire « chasseur » en italien. Les origines de cette recette viennent de la Sicile, en Italie, où l'on faisait cuire le gibier pris à la chasse dans une sauce tomate.

Faire mariner le tofu de 1 à 24 heures. Moi, j'en ai toujours au réfrigérateur. C'est très pratique.

Vous êtes pressé ? Voici un cacciatore vite fait. Faites revenir un oignon et le tofu mariné dans un peu d'huile. Ajoutez 600 ml (2½ tasses) de sauce tomate italienne (page 146) et mijotez 15 minutes. Ajouter 15 ml (1 c. à soupe) de tamari. C'est un peu moins riche et chaleureux au goût, mais c'est très bon quand même.

15 ml (1 c. à soupe) d'huile d'olive de première pression à froid
1 oignon coupé en demi-rondelles
3 gousses d'ail émincées
½ piment jalapeño haché finement
1 poivron vert coupé en dés
250 g (½ lb) de tofu en cubes, mariné dans du tamari
240 ml (1 tasse) de tomates broyées
1 tomate fraîche coupée en dés
60 ml (¼ tasse) de bouillon de légumes
15 ml (1 c. à soupe) de vinaigre de vin rouge
3 feuilles de laurier
3 ml (½ c. à thé) de basilic séché
2 ml (¼ c. à thé) d'origan séché
2 ml (¼ c. à thé) de thym séché
pincée de sel de mer
pincée de sucanat
15 ml (1 c. à soupe) du tamari de la marinade

1. Faire revenir l'oignon dans l'huile 2 minutes. Ajouter l'ail et le piment. Poursuivre la cuisson 1 minute.
2. Ajouter le poivron et le tofu, et sauter 5 minutes.
3. Ajouter le reste des ingrédients, à l'exception du tamari. Porter tout juste à ébullition, réduire le feu et mijoter à découvert 25 minutes.
4. Incorporer le tamari et servir sur du riz brun ou des nouilles soba.

Fèves sans lard

Donne 8 portions
Végétalien

TEMPS
trempage : une nuit
ou 12 heures
préparation : 30 minutes
cuisson : 7 heures

Il y a des jours où je pense que je vais mourir d'une surdose de satisfaction.

Salvador Dali

Une journée d'hiver ensoleillée à faire du ski ou du patin, un bon feu, de bons amis, du cidre chaud et... des fèves sans lard !

Une recette d'antan de chez nous mais adaptée au mode de vie d'aujourd'hui. Mangez-en sans aucun remords.

500 g (1 lb) de fèves blanches
2 oignons coupés en tranches minces
2 gousses d'ail émincées
60 ml ($\frac{1}{4}$ tasse) de mélasse
120 ml ($\frac{1}{2}$ tasse) de sauce tomate
45 ml (3 c. à soupe) de sirop d'érable
15 ml (1 c. à soupe) de sucre brun
15 ml (1 c. à soupe) de vinaigre de vin rouge
30 ml (2 c. à soupe) de tamari
5 ml (1 c. à thé) de sel de mer
15 ml (1 c. à soupe) de moutarde forte séchée
2 à 3 ml ($\frac{1}{4}$ à $\frac{1}{2}$ c. à thé) de piment fort broyé séché
960 ml (4 tasses) d'eau chaude

1. Bien laver et trier les fèves. Faire tremper les fèves toute une nuit (12 heures) dans trois fois leur eau. Changer l'eau une ou deux fois. Égoutter.
2. Recouvrir les fèves d'au moins 7,6 cm (3 po) d'eau ; amener à ébullition et mijoter 30 minutes. Égoutter.
3. Déposer les oignons dans un pot pour fèves au lard. Bien mélanger tous les autres ingrédients, sauf les fèves et l'eau chaude. Verser ce mélange sur les oignons.
4. Ajouter les fèves et l'eau.
5. Couvrir et cuire au four de 120 °C (250 °F) 6 heures. Enlever le couvercle et cuire une autre heure. Ajouter de l'eau si nécessaire pour que les fèves soient toujours submergées.

PÂTÉ « PAS PANTOUTE » CHINOIS

Donne 6 portions
Lactovégétarien

TEMPS
50 minutes

☆ On peut préparer ce plat à l'avance jusqu'à l'étape 6 mais sans le cuire au four immédiatement. Mettez le tout au réfrigérateur au plus 24 heures. À ce moment-là, augmentez le temps de cuisson au four de 15 à 30 minutes.

240 ml (1 tasse) de petites lentilles vertes ou brunes
720 ml (3 tasses) d'eau
4 pommes de terre pelées et coupées en dés
1 oignon vert haché
45 ml (3 c. à soupe) de lait de soya
5 ml (1 c. à thé) d'huile d'olive de première pression à froid
30 ml (2 c. à soupe) de parmesan râpé
persil frais haché
15 ml (1 c. à soupe) d'huile d'olive de première pression à froid
1 gros oignon haché
2 à 3 gousses d'ail émincées
2 branches de céleri tranchées
3 ml (½ c. à thé) de cumin moulu
2 ml (¼ c. à thé) de piment fort broyé séché
360 ml (1½ tasse) de tomates en dés
30 ml (2 c. à soupe) de tomates broyées
3 feuilles de laurier
3 ml (½ c. à thé) d'origan séché
2 ml (¼ c. à thé) de sel de mer

1. Faire cuire les lentilles dans l'eau bouillante environ 30 à 35 minutes. Égoutter.
2. Faire cuire les pommes de terre dans l'eau bouillante de 15 à 20 minutes. Réduire en purée avec l'oignon vert, le lait, l'huile, le fromage et le persil. Réserver.
3. Faire revenir l'oignon et l'ail dans l'huile environ 3 minutes. Ajouter le céleri et poursuivre la cuisson 1 minute.

4. Ajouter le cumin et le piment fort broyé séché. Chauffer 30 secondes.
5. Ajouter les tomates en dés, les tomates broyées, le laurier, l'origan et le sel de mer. Mijoter 15 minutes. Incorporer les lentilles cuites.
6. Verser le mélange de lentilles dans une casserole huilée allant au four de 2 l (8 tasses). Étendre la purée de pommes de terre sur le dessus, couvrir et cuire au four de 180 °C (350 °F) 15 minutes. Enlever le couvercle et mettre sous le gril de 2 à 3 minutes pour bien dorer les pommes de terre.

Donne de 4 à 5 portions
Végétalien

TEMPS
45 minutes

L'imagination est plus importante que le savoir.

Albert Einstein

Avant de créer une recette, je me ferme les yeux et j'imagine le résultat en tenant compte de tous les sens. C'est mon point de départ. La visualisation a sa place partout !

Si vous utilisez des fines herbes séchées, vous pouvez les ajouter à l'étape 3 et poursuivre la cuisson 12 à 13 minutes. Supprimez l'étape 4.

Hors saison, si les pois mange-tout ne se trouvent dans aucun supermarché ou sont trop chers, utilisez des petits pois congelés.

Ragoût aux pois chiches

Un bon plat qui réconfortera tout un chacun. Servi avec du bon pain au levain, sur du riz, ou encore du couscous, ce plat est aussi nourrissant qu'attrayant. Du brocoli cuit à la vapeur ou une belle salade verte complétera le repas.

15 ml (1 c. à soupe) d'huile d'olive de première pression à froid
1 gros oignon haché
3 gousses d'ail émincées
1 branche de céleri coupée en dés
1 petit piment jalapeño haché finement
45 ml (3 c. à soupe) de pâte de tomate
4 tomates pelées et coupées en dés
240 ml (1 tasse) d'eau
480 ml (2 tasses) de pois chiches cuits
480 ml (2 tasses) de pois mange-tout
15 ml (1 c. à soupe) de basilic frais (10 ml [2 c. à thé] séché)
10 ml (2 c. à thé) d'origan frais (3 ml [½ c. à thé] séché)
5 ml (1 c. à thé) de thym frais (2 ml [¼ c. à thé] séché)
pincée de sel de mer

1. Faire suer l'oignon dans l'huile 2 minutes. Ajouter l'ail et cuire 1 minute. Ajouter le céleri ; poursuivre la cuisson 2 minutes.
2. Ajouter le piment, la pâte de tomate, les tomates et l'eau. Amener à ébullition, réduire le feu à moyen et mijoter à découvert 25 minutes (pour faire une sauce).

3. Ajouter les pois chiches et les pois mange-tout. Mijoter 10 minutes.
4. Incorporer délicatement les fines herbes et le sel. Chauffer encore de 2 à 3 minutes avant de servir. Servir tel quel, sur du riz ou du couscous.

Cassoulet végétalien

Donne 8 portions
Végétalien

TEMPS
trempage : une nuit ou 12 heures
préparation : 30 minutes
cuisson : 7 heures

Le cassoulet est un plat traditionnel de la Provence. Il est normalement servi à l'automne et fait avec du lard, du lapin, des saucissons et des légumes. C'est très riche et trop gras. Voici une version végétalienne, tout aussi riche au goût. Peut-être une nouvelle tradition ?

500 g (1 lb) de petites fèves blanches
2 oignons coupés en demi-lunes minces
2 carottes coupées en rondelles de 1 cm (½ po) de long
2 branches de céleri tranchées large
360 ml (1½ tasse) de chou en morceaux
2 tomates coupées en dés
480 ml (2 tasses) de bouillon de légumes
480 ml (2 tasses) d'eau chaude
60 ml (¼ tasse) de pâte de tomate
30 ml (2 c. à soupe) de vinaigre de vin rouge
3 gousses d'ail émincées
3 ml (½ c. à thé) de harissa
3 ml (½ c. à thé) de sarriette
2 ml (¼ c. à thé) de romarin séché
5 ml (1 c. à thé) de poudre de cari
4 feuilles du laurier

1. Bien laver et trier les fèves. Faire tremper les fèves toute une nuit (12 heures) dans trois fois leur eau. Changer l'eau une ou deux fois. Égoutter.
2. Recouvrir les fèves d'au moins 7,6 cm (3 po) d'eau ; amener à ébullition et mijoter 30 minutes. Égoutter.
3. Déposer les oignons, les carottes, le céleri, le chou, les tomates et les fèves, en alternant, dans un pot pour fèves au lard.

4. Bien mélanger tous les autres ingrédients en faisant une pâte pour commencer avec un peu d'eau, la pâte de tomate, le vinaigre, les aromates et les épices. Verser ce mélange sur les fèves et les légumes. Ajouter le reste de l'eau et le bouillon.

5. Couvrir et cuire au four à 120 °C (250 °F) 6 heures. Enlever le couvercle et cuire une autre heure. Ajouter de l'eau si nécessaire pour que les fèves soient toujours submergées.

Casserole blé de lima

Donne 8 portions
Végétalien

TEMPS
trempage : une nuit (12 heures)
préparation : 15 minutes
cuisson : 5 heures

Une journée, en voulant acheter un sac d'amandes d'avoine pour faire mon gruau, je me suis trompée et j'ai acheté un gros sac de blé mou (du blé à germer). Jusqu'à ce moment-là, je ne m'en servais que pour faire germer. Que faire avec ce gros sac ? J'ai essayé cette recette, une chaudrée genre « paysan ». Eh bien, je suis fière de moi ! Vous m'en donnerez des nouvelles.

360 ml (1½ tasse) de petites fèves de lima
240 ml (1 tasse) de blé mou
1 oignon haché grossièrement
2 gousses d'ail émincées
2 branches de céleri
3 feuilles de laurier
3 ml (½ c. à thé) de romarin séché
3 ml (½ c. à thé) de piment fort broyé séché
3 ml (½ c. à thé) de sel de mer
960 ml (4 tasses) de bouillon de légumes
3 ml (½ c. à soupe) d'huile de sésame
15 ml (1 c. à soupe) de vinaigre de riz
23 ml (1½ c. à soupe) de tamari

1. Bien laver et trier les fèves. Les faire tremper toute une nuit dans trois fois leur eau. Changer l'eau une ou deux fois. Égoutter.
2. Recouvrir les fèves d'au moins 7,6 cm (3 po) d'eau ; amener à ébullition et mijoter 20 minutes. Égoutter.
3. Mélanger les fèves avec le blé mou et les oignons. Déposer le mélange dans un pot pour fèves au lard.

4. Ajouter l'ail, le céleri, le laurier, le romarin, les piments et le sel de mer. Bien mélanger le tout.
5. Verser le bouillon de légumes.
6. Couvrir et cuire au four à 120 °C (250 °F) 4 heures. Enlever le couvercle et cuire une autre heure. Ajouter de l'eau si nécessaire.
7. Ajouter le reste des ingrédients et bien mélanger. Servir.

❧ ❧ ❧ ❧ ❧ ❧

Ragoût yin aux lentilles

Donne 6 portions
Végétalien

TEMPS
préparation : 15 minutes
total : 1h10

Nutri-fiche

La lentille est l'un des aliments de base du régime alimentaire végétarien. C'est une légumineuse par excellence, quasi hypoallergène et digestible. Elle est même bonne pour l'environnement, puisqu'elle peut transformer le nitrogène dans l'air en une forme pouvant être utilisée par la plante elle-même. Facile à assimiler par l'organisme, la lentille est une source importante de glucides, de fer et de calcium, et contient très peu de gras.

Ce ragoût vous aidera à rééquilibrer votre yin et vous donnera de l'énergie. Il hydrate le système et est donc excellent pour la fatigue due au décalage horaire.

2 morceaux de 15 cm (6 po) d'algue kombu
120 ml (½ tasse) d'eau
15 ml (1 c. à soupe) d'huile d'olive de première pression à froid
1 gros oignon haché
2 gousses d'ail émincées
1 carotte coupée en dés
2 branches de céleri coupées en dés
240 ml (1 tasse) de riz brun
120 ml (½ tasse) de petites lentilles vertes ou brunes
2 feuilles de laurier
1 l (4½ tasses) de bouillon de légumes non salé
15 ml (1 c. à soupe) de basilic frais (3 ml [½ c. à thé] séché)
5 ml (1 c. à thé) chacun d'origan et de thym frais (2 ml [¼ c. à thé] séchés)
15 ml (1 c. à soupe) de tamari
90 ml (6 c. à soupe) de tomates broyées
pincée de cayenne
pincée de sel de mer
15 ml (1 c. à soupe) de tamari

1. Faire tremper le kombu dans l'eau 10 minutes ; hacher finement. Réserver l'eau de trempage.
2. Sauter les oignons, l'ail, la carotte et le céleri jusqu'à ce que les oignons soient translucides.

3. Ajouter les sept prochains ingrédients si vous utilisez des herbes séchées, le kombu et l'eau réservée. Amener à ébullition ; réduire le feu, couvrir. Mijoter à feu doux de 40 à 50 minutes jusqu'à ce que le riz et les lentilles soient tendres, en remuant trois ou quatre fois.

4. Ajouter le reste des ingrédients (n'oubliez pas les fines herbes si vous les utilisez fraîches). Réchauffer encore 5 minutes. Servir immédiatement.

MON SAMBAL

Donne 6 portions
Végétalien

TEMPS
45 minutes

150 ml (2/3 tasse) de riz brun
315 ml (1 1/3 tasse) d'eau
15 ml (1 c. à soupe) d'huile d'olive de première pression à froid
1 gros oignon haché
2 gousses d'ail émincées
5 ml (1 c. à thé) de graines de moutarde
3 ml (1/2 c. à thé) de graines de fenugrec
5 ml (1 c. à thé) de graines de cumin
5 ml (1 c. à thé) de curcuma
5 ml (1 c. à thé) de graines de coriandre moulues
3 ml (1/2 c. à thé) de cannelle
2 ml (1/4 de c. à thé) de piment de Jamaïque
pincée de cayenne
1 branche de céleri tranchée
1 poivron rouge ou vert coupé en dés
1 petit piment jalapeño haché fin
3 tomates pelées et coupées en dés
120 ml (1/2 tasse) de sauce tomate italienne (page 146) réduite en purée
120 ml (1/2 tasse) d'eau
480 ml (2 tasses) de fèves rouges cuites

1. Amener l'eau à ébullition. Ajouter le riz, réduire le feu, couvrir et cuire environ 35 à 40 minutes. Le riz ne doit pas être pâteux.
2. Faire revenir l'oignon dans l'huile 2 minutes. Ajouter l'ail et poursuivre la cuisson 1 minute.

3. Pendant ce temps, moudre les graines de moutarde, de fenugrec et de cumin dans un petit moulin à café. Mélanger aux autres épices. Ajouter ce mélange aux oignons et cuire à feu doux 1 minute.
4. Ajouter tous les autres ingrédients, à l'exception du riz, et mijoter 15 minutes.
5. Ajouter le riz cuit, bien mélanger et chauffer 5 minutes pour que les saveurs se marient bien. Servir.

Casserole tout atout

Donne 8 portions
Végétalien

TEMPS
préparation : 15 minutes
total : 60 minutes

☆ Vous pouvez toujours remplacer les herbes séchées par une quantité de trois à quatre fois d'herbes fraîches. Cette recette et toutes les autres n'en seront que meilleures.

☆ Si vous avez du riz déjà cuit, cette recette se préparera en un clin d'œil. Moi, je garde toujours du riz cuit au réfrigérateur pour des repas de dernière minute. Il se garde de trois à quatre jours.

Cette casserole n'a besoin d'aucun ajout pour faire un repas complet. Par contre, une belle salade verte ou des tomates tranchées seraient de bons compléments.

240 ml (1 tasse) de riz brun
600 ml (2½ tasses) d'eau
240 ml (1 tasse) de haricots jaunes ou verts coupés en morceaux de 3,8 cm (1½ po)
15 ml (1 c. à soupe) d'huile d'olive de première pression à froid
1 petit oignon haché
2 gousses d'ail émincées
½ poivron vert haché
1 branche de céleri tranchée
1 carotte coupée en demi-lunes
125 g (4 oz) de champignons tranchés
1 boîte 425 ml (14 oz) de flageolets verts, égouttés et rincés (ou une boîte 540 ml [19 oz] de fèves rouges)
240 ml (1 tasse) de sauce tomate italienne (page 146)
240 ml (1 tasse) de jus de légumes
3 ml (½ c. à thé) d'origan séché
5 ml (1 c. à thé) de basilic séché
2 ml (¼ c. à thé) de sel de mer
pincée de cayenne

1. Faire cuire le riz dans l'eau bouillante environ 40 minutes. Durant les 10 dernières minutes, mettre les haricots dans une étuveuse par-dessus le riz pour les cuire à la vapeur.

2. Dans une grande casserole, faire suer l'oignon dans l'huile d'olive 5 minutes. Ajouter l'ail et cuire 1 minute de plus.
3. Ajouter tous les légumes, à l'exception des haricots verts, et poursuivre la cuisson 5 minutes.
4. Ajouter le reste des ingrédients, les haricots et le riz cuit. Bien mélanger et mijoter environ 20 minutes.

❧ ❧ ❧ ❧ ❧ ❧

Mon chili végétalien

Donne 8 portions
Végétalien

TEMPS
préparation : 25 minutes
total : 2½ heures

Il n'y a pas d'amour plus sincère que l'amour du manger.

G. B. Shaw

Avec un bon vin et des bons amis... c'est le paradis !

Se conserve une semaine au réfrigérateur et trois mois au congélateur. Comme pour la sauce tomate, évitez les contenants d'aluminium.

Ce chili vous réchauffera le cœur. Il peut aussi bien se servir lors d'un dîner élégant qu'en revenant d'une journée de plein air.

15 ml (1 c. à soupe) d'huile d'olive de première pression à froid
1 gros oignon haché
2 gousses d'ail émincées
2 carottes coupées en demi-lunes
2 branches de céleri coupées en dés
1 poivron vert coupé en dés
1 boîte 796 ml (28 oz) de tomates italiennes en dés (avec le jus)
15 ml (1 c. à soupe) de vinaigre de vin rouge
1 feuille de laurier
5 ml (1 c. à thé) de basilic
3 ml (½ c. à thé) d'origan
3 ml (½ c. à thé) de cumin moulu
1 pincée de piment de Jamaïque
30 ml (2 c. à soupe) de poudre de chili
1 pincée de cayenne
480 ml (2 tasses) de fèves rouges cuites
120 ml (½ tasse) de lentilles orange
120 ml (½ tasse) de bouillon de légumes
15 ml (1 c. à soupe) de tamari

1. Faire revenir l'oignon dans l'huile jusqu'à ce qu'il soit translucide, environ 5 minutes. Ajouter l'ail et sauter 1 minute de plus.
2. Ajouter les carottes, le céleri et le poivron vert. Poursuivre la cuisson 5 minutes.
3. Ajouter les tomates, le vinaigre, les épices et les fines herbes. Bien mélanger. Ajouter le reste des ingrédients.
4. Amener à ébullition, baisser le feu et mijoter, partiellement couvert, à feu doux, 2 heures.

LES MUFFINS, LES GÂTEAUX ET LES CARRÉS

Il ne faut pas se priver d'une gâterie occasionnelle.

Muffins aux carottes et aux pommes de terre

Donne 12 muffins
Lactovégétarien

TEMPS
35 minutes

La curiosité est une caractéristique permanente et certaine d'un esprit vigoureux.

Samuel Johnson

Votre famille sera intriguée par ce mélange savoureux.

240 ml (1 tasse) de farine de blé entier
120 ml (½ tasse) de farine de sarrasin
10 ml (2 c. à thé) de poudre à pâte sans alun
5 ml (1 c. à thé) de bicarbonate de soude
5 ml (1 c. à thé) de cannelle moulue
2 ml (¼ c. à thé) de sel de mer
60 ml (¼ tasse) de raisins secs
60 ml (¼ tasse) d'amandes tranchées
120 ml (½ tasse) de sirop d'érable
45 ml (3 c. à soupe) d'huile de canola de première pression à froid
75 ml (5 c. à soupe) de yogourt nature à 0,1 % M.G.
60 ml (¼ tasse) de tofu soyeux ferme
2 carottes moyennes râpées (environ 240 ml [1 tasse])
2 pommes de terre moyennes râpées (environ 240 ml [1 tasse])

1. Dans un grand bol, mélanger les farines, la poudre à pâte, le bicarbonate de soude, la cannelle, le sel, les raisins et les amandes.
2. Dans un autre bol, mélanger avec un mélangeur à main le sirop, l'huile, le yogourt et le tofu. Verser sur le mélange d'ingrédients secs.
3. Ajouter les carottes et les pommes de terre.
4. Diviser également dans 12 moules à muffins huilés ou doublés de papier et cuire au four à 180 °C (350 °F) de 25 à 27 minutes, jusqu'à ce que les muffins soient dorés.

Donne 12 muffins
Végétalien

TEMPS
30 minutes

Est valable toute parole, ou toute action, qui contribue de près ou de loin au bonheur de nos frères et sœurs humains.

Tiré de « Pensées et Maximes pour notre temps », tome II

Ces muffins réchaufferont le cœur de tout votre entourage.

MUFFINS AU SON ET AUX DATTES

240 ml (1 tasse) de son naturel
240 ml (1 tasse) de farine de blé entier
15 ml (3 c. à thé) de poudre à pâte sans alun
10 ml (2 c. à thé) de cannelle moulue
120 ml (½ tasse) de dattes hachées
120 ml (½ tasse) de noix hachées (noix de Grenoble, amandes ou noisettes)
45 ml (3 c. à soupe) d'huile d'olive de première pression à froid
60 ml (¼ tasse) de sirop d'érable
60 ml (¼ tasse) de tofu soyeux ferme
180 ml (¾ tasse) de lait de soya
60 ml (¼ tasse) d'eau
1 pomme râpée

1. Dans un grand bol, mélanger la farine, le son, la poudre à pâte, la cannelle, les dattes et les noix.
2. Dans un autre bol, mélanger l'huile, le sirop et le tofu avec un mélangeur à main. Incorporer le reste des ingrédients. Verser sur le mélange sec.
3. Répartir la pâte également dans 12 moules à muffins huilés ou doublés de papier et cuire au four à 180 °C (350 °F) de 20 à 25 minutes.

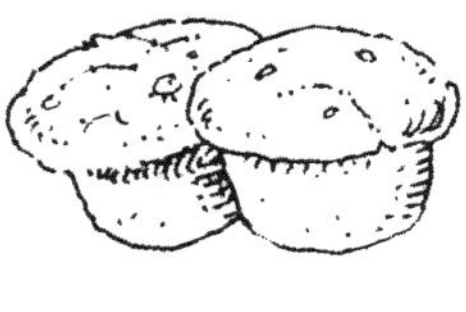

Muffins aux pommes et à la cannelle

Donne 12 muffins
Végétalien

TEMPS
35 minutes

Donnez un peu d'amour à vos enfants et vous en recevrez beaucoup en retour.

John Rushkin

NUTRI-FICHE

Contrairement à ce que l'on dit, la pomme est relativement faible en nutriments ; seulement 8 mg de vitamine C par pomme ou 20 % de la quantité quotidienne recommandée, un peu de bêta-carotène de potassium et de fer. Par contre, elle est très faible en calories et en gras, et contient beaucoup de fibres solubles. Elle serait donc bénéfique pour abaisser le taux de cholestérol et pour combattre la constipation. Aussi, la croquer et la mâcher crue massent les gencives et nettoient les dents. On en compte pas moins de 7500 variétés. Commencez tout de suite si vous voulez toutes les essayer !

Ma belle-fille Ginny et ma petite Munchkin ont aimé ces muffins moelleux et au goût riche. Évidemment, je ne leur ai pas dit tout de suite qu'ils étaient aussi bons pour leur santé.

120 ml (½ tasse) de flocons d'avoine
120 ml (½ tasse) de lait de soya
300 ml (1¼ tasse) de farine de blé entier
10 ml (2 c. à thé) de cannelle moulue
2 ml (¼ c. à thé) de piment de Jamaïque
10 ml (2 c. à thé) de poudre à pâte sans alun
60 ml (¼ tasse) de tofu soyeux ferme
120 ml (½ tasse) de sirop d'érable
45 ml (3 c. à soupe) d'huile de canola de première pression à froid
240 ml (1 tasse) de compote de pommes naturelle
120 ml (½ tasse) de raisins secs

1. Verser le lait de soya sur les flocons d'avoine. Mettre de côté 15 minutes.

Entre-temps...

2. Bien mélanger la farine, la cannelle, le piment de Jamaïque et la poudre à pâte dans un gros bol.
3. Avec un mélangeur à main, battre le tofu, le sirop et l'huile jusqu'à ce que le tout soit homogène. Verser dans le mélange sec.
4. Ajouter la compote, les raisins et les flocons d'avoine. Ne pas trop mélanger.
5. Verser dans 12 moules à muffins huilés ou doublés de papier. Cuire au four 25 minutes à 200 °C (400 °F).

MUFFINS B ET B (bananes et bleuets)

Donne 18 muffins
Végétalien

❧ ❧ ❧

TEMPS
35 minutes

300 ml (1¼ tasse) de farine de blé entier
300 ml (1¼ tasse) de son d'avoine
5 ml (1 c. à thé) de poudre à pâte sans alun
5 ml (1 c. à thé) de bicarbonate de soude
180 ml (¾ tasse) de bleuets frais ou congelés (laisser congelés)
420 ml (1¾ tasse) de bananes en purée
120 ml (½ tasse) de lait de soya
45 ml (3 c. à soupe) d'huile d'olive de première pression à froid
120 ml (½ tasse) de sirop d'érable
5 ml (1 c. à thé) de vanille pure

❧ ❧ ❧ ❧ ❧

1. Bien mélanger la farine, le son et la poudre à pâte.
2. Dans un autre bol, bien mélanger les bananes, le lait de soya, l'huile, le sirop et la vanille. Verser ce mélange sur les ingrédients secs.
3. Incorporer les bleuets.
4. Verser la pâte dans 18 moules à muffins moyens enduits d'huile ou doublés de papier. Cuire au four à 200 °C (400 °F) de 20 à 25 minutes.

GÂTEAU À L'AVOINE ET À LA CAROUBE

Donne de 20 à 25 portions
Végétalien

TEMPS
30 minutes

Je ne connais qu'un moyen de faire cesser une tentation, c'est d'y succomber.

Tristan Bernard

Allez-y au gré de votre cœur. Vous n'aurez aucune culpabilité à la vue de ce gâteau.

240 ml (1 tasse) de son d'avoine
240 ml (1 tasse) de farine de blé entier
15 ml (3 c. à thé) de poudre à pâte sans alun
150 ml (2/3 tasse) de brisures de caroube
45 ml (3 c. à soupe) d'huile d'olive de première pression à froid
60 ml (1/4 tasse) de tofu soyeux
60 ml (1/4 tasse) de sirop d'érable
240 ml (1 tasse) de lait de soya
zeste d'un citron
pincée de sel de mer

1. Dans un grand bol, mélanger les quatre premiers ingrédients.
2. Dans un autre bol, avec un mélangeur à main, bien mélanger l'huile, le tofu, le sirop et le lait de soya. Ajouter le zeste de citron et le sel.
3. Incorporer le mélange liquide aux ingrédients secs et mélanger jusqu'à ce que tout soit bien humecté.
4. Verser dans un moule carré ou rond de 23 cm (9 po) légèrement huilé. Cuire au four de 200 °C (400 °F) 25 minutes.

Gâteau aux bananes

Donne de 20 à 25 portions
Végétalien

TEMPS
45 minutes

L'art est l'habileté réduite en théorie.

Joseph Joubert

Il y a plusieurs façons d'interpréter cette pensée. Je vous en laisse le soin. Moi, je ne sais pas si je suis d'accord. Ça dépend des jours !

480 ml (2 tasses) de farine de blé entier
5 ml (1 c. à thé) de poudre à pâte sans alun
5 ml (1 c. à thé) de bicarbonate de soude
3 ml (½ c. à thé) de cannelle moulue
120 ml (½ tasse) de noix de Grenoble hachées
60 ml (¼ tasse) d'huile d'olive de première pression à froid
60 ml (¼ tasse) de sirop d'érable
60 ml (¼ tasse) de tofu soyeux
120 ml (½ tasse) de lait de soya
180 ml (¾ tasse) de bananes en purée
3 ml (½ c. à thé) de vanille pure

1. Dans un bol, bien mélanger les cinq premiers ingrédients.
2. Dans un autre bol, avec un mélangeur à main, battre l'huile, le sirop, le tofu et le lait.
3. Ajouter la purée de bananes et la vanille aux ingrédients liquides. Bien mélanger et verser sur les ingrédients secs.
4. Bien mélanger le tout et verser la préparation dans un moule huilé de 23 cm (9 po). Cuire au four à 180 °C (350 °F) de 30 à 35 minutes.

Donne 20 portions
Lactovégétarien

TEMPS
40 minutes

La mélasse noire (« blackstrap ») est aussi connue sous le nom de « mélasse verte ». Vous en trouverez dans les magasins d'aliments naturels.

NUTRI-FICHE

La mélasse est un résidu du raffinage du sucre qui provient de la canne. Ironiquement, c'est la partie la plus valable sur le plan nutritif, mais c'est le sucre blanc raffiné, la partie la moins valable, que nous consommons le plus. La mélasse de troisième extraction (la dernière) est celle qui a le moins de sucre et le plus d'éléments nutritifs. On l'appelle mélasse noire (« blackstrap »). C'est une source exceptionnelle de calcium : gramme pour gramme, elle en contient six fois plus que le lait de vache. De plus, elle contient deux fois plus de fer que le foie.

GÂTEAU À LA MÉLASSE

Un gâteau très moelleux qui se sert aussi bien au dessert, à l'heure du thé qu'au petit-déjeuner.

360 ml (1 ½ tasse) de farine de blé entier
120 ml (½ tasse) de farine de sarrasin
5 ml (1 c. à thé) de bicarbonate de soude sans alun
5 ml (1 c. à thé) de cannelle moulue
2 ml (¼ c. à thé) de piment de Jamaïque
60 ml (¼ tasse) de raisins secs
1 œuf
120 ml (½ tasse) de mélasse noire
30 ml (2 c. à soupe) d'huile de canola de première pression à froid
30 ml (2 c. à soupe) d'eau
240 ml (1 tasse) de yogourt à 0,1 % M.G.

1. Préchauffer le four à 180 °C (350 °F) et huiler légèrement un moule carré en vitre de 23 cm (9 po).
2. Dans un grand bol, mélanger ensemble les farines, le bicarbonate, les épices et les raisins.
3. Dans un autre bol, battre l'œuf ; ajouter la mélasse et le reste des ingrédients en mélangeant bien après chaque addition.
4. Verser les ingrédients liquides dans le mélange sec et brasser juste assez pour bien mélanger.
5. Verser le tout dans le moule préparé et cuire au four 30 minutes ou jusqu'à ce qu'un cure-dent inséré au milieu du gâteau en ressorte sec.
6. Laisser refroidir dans le moule et couper en morceaux.

Gâteau du temps de la guerre

Donne environ 20 portions
Végétalien

TEMPS
45 minutes
plus le refroidissement
(de 1 à 2 heures)

Aucun cadeau ne peut se comparer à l'amitié.

Tiré du « Calendrier de l'amitié 1996 »

☆ Ce gâteau a plutôt la texture d'un pouding à l'anglaise, comme le fameux « plum pudding » servi au temps des fêtes. Mais ce n'est pas nécessaire d'attendre Noël. Il est exquis en tout temps, surtout nappé d'un peu de crème « pa(s)nglaise » (page 201).

Mon amie Rosalyn m'a donné cette recette, mais elle vient originalement de sa mère et même de sa grand-mère. Ce gâteau a été créé durant la Grande Guerre quand il n'y avait pas d'œufs. Nous l'avons mis au goût du jour et l'avons rendu santé sans enlever sa saveur.

240 ml (1 tasse) de compote de pommes naturelle
120 ml (½ tasse) de sirop d'érable
45 ml (3 c. à soupe) d'huile de canola de première pression à froid
480 ml (2 tasses) d'eau chaude
5 ml (1 c. à thé) de cannelle moulue
5 ml (1 c. à thé) de clou de girofle moulu
5 ml (1 c. à thé) de piment de Jamaïque
250 g (½ lb) de raisins secs
250 g (½ lb) de dattes hachées
600 à 720 ml (2½ à 3 tasses) de farine de blé entier
8 ml (1½ c. à thé) de poudre à pâte sans alun
3 ml (½ c. à thé) de bicarbonate de soude sans alun

1. Dans une casserole moyenne, bien mélanger les neuf premiers ingrédients. Amener à ébullition et mijoter 10 minutes. Refroidir complètement.
2. Bien incorporer le reste des ingrédients au mélange refroidi. Commencer par ajouter 600 ml (2½ tasses) de farine par 120 ml (½ tasse). Selon la texture du mélange refroidi, vous aurez besoin ou pas de 120 ml (½ tasse) de plus. Allez-y par 60 ml (¼ tasse).
3. Verser dans un moule rectangulaire de 1,9 l (8 tasses) légèrement huilé. Cuire au four à 180 °C (350 °F) environ 30 minutes.

BROWNIES

Donne environ 40 morceaux
Végétalien

TEMPS
40 minutes

Moelleux et délicieux !

1 paquet de 290 g (10,25 oz) de tofu soyeux extraferme
150 ml (2⁄3 tasse) de sirop d'érable
150 ml (2⁄3 tasse) de lait de soya
120 ml (1⁄2 tasse) de poudre de caroube
5 ml (1 c. à thé) de vanille pure
240 ml (1 tasse) de compote de pommes naturelle
3 ml (1⁄2 c. à thé) de sel de mer
240 ml (1 tasse) de farine de blé entier
75 ml (1⁄3 tasse) de farine de soya
15 ml (1 c. à soupe) de poudre à pâte sans alun
noix de Grenoble pour garnir (facultatif)

1. Dans un bol, avec le mélangeur à main, bien mélanger les six premiers ingrédients.
2. Dans un autre bol, mélanger les ingrédients secs.
3. Verser le mélange sec dans le mélange de tofu pour obtenir une pâte bien homogène sans trop brasser.
4. Verser dans un moule rectangulaire de 33 x 18 cm (13 x 7 po) légèrement huilé et saupoudrer de noix de Grenoble si désiré. Cuire au four à 180 °C (350 °F) 30 minutes. Le mélange sera encore crémeux à l'intérieur, et c'est ce qu'il faut.

Donne 12 portions
Végétalien

TEMPS
10 minutes

MA POLENTA SUR SON 36

C'est vrai que, lorsque nous pensons à la polenta nature, on pense à un plat un peu fade, sans trop de goût. Alors, ici, nous allons l'« habiller ». La polenta est un mets très polyvalent. Elle se sert nappée d'une sauce aux légumes ou aux tomates, ou encore en accompagnement lors d'un repas à la mexicaine.

720 ml (3 tasses) d'eau
240 ml (1 tasse) de semoule de maïs
2 oignons verts hachés finement
2 gousses d'ail émincées
½ poivron rouge haché finement
45 ml (3 c. à soupe) de parmesan râpé
5 ml et plus (1 c. à soupe et plus) de fines herbes fraîches hachées au choix (basilic, origan ou thym, par exemple)

1. Amener l'eau à ébullition. Réduire le feu à doux.
2. Ajouter la semoule en parapluie et cuire en brassant continuellement, environ 10 minutes.
3. Ajouter le reste des ingrédients et presser dans un moule carré rectangulaire de 33 x 18 cm (13 x 7 po). Réfrigérer 1 heure.
4. Mettre les morceaux sur une plaque légèrement huilée et cuire au four à 190 °C (375 °F) environ 15 minutes. Retourner et poursuivre la cuisson 10 minutes. La polenta doit être bien dorée des deux côtés. Couper en 12 morceaux.

PAIN AU MAÏS

Donne 20 portions
Lactovégétarien

TEMPS
30 minutes

Un bon pain au maïs avec un peu de piment fort pour donner du « zing », mais sans œufs. Il accompagne à merveille le chili végétalien ou tout autre menu ou buffet mexicain.

360 ml (1½ tasse) de semoule de maïs
120 ml (½ tasse) de farine de blé entier
5 ml (1 c. à soupe) de poudre à pâte sans alun
3 ml (½ c. à thé) de bicarbonate de soude
3 ml (½ c. à thé) de sel de mer
120 ml (½ tasse) de tofu soyeux ferme
60 ml (¼ tasse) d'huile d'olive de première pression à froid
300 ml (1¼ tasse) de babeurre à 0,25 % M.G.
1 gousse d'ail émincée
1 petit piment jalapeño haché fin (environ 15 ml [1 c. à soupe])

1. Bien mélanger les ingrédients secs dans un bol.
2. Bien mélanger les ingrédients liquides, l'ail et le piment dans un grand bol. Un mélangeur à main fera très bien l'affaire. S'assurer que le tofu est bien délayé.
3. Verser le mélange liquide sur les ingrédients secs et brasser jusqu'à ce que le tout soit homogène.
4. Huiler un moule carré de 23 cm (9 po) et mettre au four chaud à 190 °C (375 °F) 3 minutes.
5. Verser le mélange à pain dans le moule chauffé et cuire à 190 °C (375 °F) de 20 à 25 minutes.

LES BOISSONS
ET
LES DESSERTS

Donne 1 litre ($4\frac{1}{4}$ tasses)
Végétalien

TEMPS
préparation : 20 minutes
au réfrigérateur :
de 3 à 4 heures

Pour faire la tisane avec des herbes séchées, changez les quantités. Par exemple, 10 ml (2 c. à thé) d'ortie, 5 ml (1 c. à thé comble) de framboisier et 5 ml (1 c. à thé rase) de menthe.

TISANE ESTIVALE GLACÉE

Une fois que vous aurez essayé cette tisane, vous ne voudrez plus acheter ces mélanges de thé ou de boissons glacées. De plus, cette tisane est très bonne pour la santé, mais vous n'êtes pas obligé de le dire...

30 ml (2 c. à soupe) de feuilles d'orties fraîches (ouch !)
15 ml (1 c. à soupe comble) de feuilles de framboisier fraîches
15 ml (1 c. à soupe rase) de feuilles de menthe poivrée fraîches
1 litre ($4\frac{1}{4}$ tasses) d'eau bouillante
jus d'un demi-citron
jus d'une orange
2 ml ($\frac{1}{4}$ c. à thé et un peu plus) de cannelle moulue
pincée de piment de Jamaïque
30 ml (2 c. à soupe) de miel non pasteurisé

1. Préparer la tisane. Verser l'eau bouillante sur les plantes et infuser 20 minutes.
2. Dans un pot de 1 l ($4\frac{1}{4}$ tasses), verser les jus de fruits, le miel, la cannelle et le piment de Jamaïque.
3. Y verser la tisane et bien mélanger pour faire fondre le miel. Réfrigérer jusqu'à ce que le mélange soit bien glacé.

Donne de 8 à 10 portions
Végétalien

❧ ❧ ❧

TEMPS
préparation : 5 minutes
macération : de 1 à 2 heures

NOS PETITS FRUITS MACÉRÉS

Cette recette est très facile à préparer et exquise au goût. Elle remplace les desserts de fruits macérés dans un alcool ou les fruits au poivre. Elle est très rafraîchissante.

1 casseau de bleuets bien lavés

2 casseaux de fraises équeutées, lavées et coupées en quartiers

45 ml (3 c. à soupe) de sirop d'érable

15 ml (1 c. à soupe) de vinaigre balsamique

5 à 6 feuilles de menthe poivrée fraîches et hachées

❧ ❧ ❧ ❧ ❧

1. Dans un beau bol de service, mélanger tous les ingrédients.
2. Faire macérer au réfrigérateur pour mélanger les saveurs et faire plus de liquide. Servir à la température de la pièce pour un maximum de goût.

Donne 8 portions
Végétalien

TEMPS
10 minutes

Les gens les plus défiants sont souvent les plus dupes.

P. de Gondi

Les gens penseront que vous avez mis un temps fou à monter les blancs d'œufs en neige et à fouetter la crème !

Se conserve quatre jours au réfrigérateur.

Mousse aux petits fruits

Sans œufs ?... Sans sucre ?... Et sans produits laitiers ? Non, non, ne tournez pas la page (de toute façon, la page suivante contient le même genre de recette). Essayez-la ! Des durs à cuire ont été dupés... alors !

300 ml (1¼ tasse) de bleuets frais ou décongelés
300 ml (1¼ tasse) de fraises ou framboises fraîches ou décongelées
1 paquet 290 g (10,25 oz) de tofu soyeux ferme
45 ml (3 c. à soupe) de miel liquide non pasteurisé
30 ml (2 c. à soupe) de sirop d'érable pur
5 ml (1 c. à thé) d'extrait de vanille pure
pincée de cannelle moulue

1. Mettre tous les ingrédients dans le bol du robot culinaire.
2. Réduire en une belle purée lisse.

C'EST TOUT !

... Mais vous n'êtes pas obligé de le dire !

Donne de 4 à 5 portions
Végétalien

TEMPS
5 minutes

Se conserve quatre jours au réfrigérateur.

Si vous n'avez pas de lait de soya à la caroube, vous pouvez utiliser du lait de soya nature et augmenter la quantité de poudre de caroube à 38 ml (2½ c. à soupe) Ou encore, utilisez du lait de soya à la vanille et réduisez la quantité de vanille à 3 ml (½ c. à thé).

Nutri-fiche

Substitut de choix au chocolat, la caroube a le goût du chocolat mais renferme beaucoup moins de protéines et de matières grasses. On retrouve de la poudre de caroube ainsi que des brisures ou des capuchons de caroube sur le marché. Achetez-la non sucrée. C'est une source élevée de fibres et ne contient pas de caféine. Elle a deux fois plus de calcium que le cacao, mais moins de fer et de potassium.

Mousse à la caroube

Une mousse onctueuse, riche et chocolatée au goût, sans le gras et le sucre. C'est le bonheur total!

1 paquet 290 g (10,25 oz) de tofu soyeux extraferme
60 ml (¼ tasse) de lait de soya parfumé à la caroube
60 ml (¼ tasse) de jus d'orange 100 % pur et non fait de concentré
30 ml (2 c. à soupe) de miel non pasteurisé
15 ml (1 c. à soupe) de sirop d'érable
30 ml (2 c. à soupe) de poudre de caroube
5 ml (1 c. à thé) de vanille pure
4 à 5 feuilles de menthe poivrée fraîches hachées finement

1. Mettre tous les ingrédients dans le bol du robot culinaire.
2. Réduire en une belle purée lisse.

Salade aux fruits rafraîchissante

Donne de 8 à 10 portions
Végétalien

TEMPS
préparation : 15 minutes
macération : 2 heures

☆ Si les ananas ne sont pas en saison et donc trop chers, substituez-leur un cantaloup coupé en cubes. Changez ou ajoutez des fruits selon les saisons. Assurez-vous d'avoir une belle couleur vive !

1 ananas pelé et coupé en cubes

3 kiwis pelés et coupés en demi-tranches

1 casseau de fraises fraîches coupées en deux ou en quatre (ou 2 casseaux de framboises)

1 casseau de bleuets frais

jus d'un citron, d'une orange et d'une limette

zeste d'une limette, d'une demi-orange et d'un demi-citron

30 ml (2 c. à soupe) de miel non pasteurisé

4 à 5 feuilles de menthe poivrée (facultatif)

1. Mélanger tous les fruits dans un grand bol bien froid.
2. Mélanger les jus, les zestes et le miel ensemble et verser sur les fruits. Laisser macérer au réfrigérateur 2 heures.

Coulis printanier aux fraises

Donne 600 ml ($2\frac{1}{2}$ tasses)
Végétalien

TEMPS
10 minutes

☆ Pour faire un coulis aux bleuets, substituez 480 ml (2 tasses) de bleuets aux fraises. Pour un coulis de framboises, remplacez les fraises par des framboises.

En utilisant des fraises congelées, on peut avoir un petit goût du printemps et de l'été à n'importe quel temps de l'année. Ce coulis « habille » un gâteau, des fruits, de la crème glacée ou du yogourt glacé.

480 ml (2 tasses) de fraises congelées maison, décongelées avec le jus

zeste d'une orange

jus d'une orange

30 ml (2 c. à soupe) de miel non pasteurisé

5 ml (1 c. à thé) de vinaigre balsamique

3 ml ($\frac{1}{2}$ c. à thé) de vanille pure

15 ml (1 c. à soupe) de menthe poivrée fraîche (5 ml [1 c. à thé] séchée)

1. Passer le tout au mélangeur pour bien liquéfier.

Donne 8 portions
Végétalien

TEMPS
préparation : 45 minutes
au réfrigérateur :
de 2 à 3 heures

Peut aussi se servir tiède.

Se conserve quatre à cinq jours au réfrigérateur.

Pouding au riz crémeux

Ce dessert est très nourrissant et consistant. Servez-le après un repas léger ou à l'heure du thé, en collation.

1 l (4½ tasses) de lait de soya nature ou à la vanille
240 ml (1 tasse) de riz brun à grains courts (arborio)
120 ml (½ tasse) de raisins secs, de dattes, ou moitié-moitié
75 ml (⅓ tasse) de sirop d'érable pur
3 ml (½ c. à thé) de cannelle
3 ml (½ c. à thé) d'extrait de vanille pure
pincée de muscade
zeste d'une orange

1. Amener le lait de soya juste au point d'ébullition sur un feu moyen-élevé. Ajouter le riz et le reste des ingrédients.
2. Réduire le feu, couvrir et laisser mijoter 50 minutes.
3. Mettre au réfrigérateur de 2 à 3 heures. Servir froid avec un petit pichet de lait de soya pour que les invités puissent en ajouter un peu s'ils le désirent.

Donne 9 portions
Végétalien

TEMPS
55 minutes

Délice aux pommes

Un dessert succulent et un peu péché...

1,44 l (6 tasses) de pommes pelées et coupées en 8 morceaux

45 ml (3 c. à soupe) de jus de citron frais

120 ml (½ tasse) de dattes hachées

60 ml (¼ tasse) de noix de Grenoble hachées

3 ml (½ c. à thé) de cannelle moulue

75 ml (⅓ tasse) de farine de blé entier

240 ml (1 tasse) de flocons d'avoine

23 ml (1½ c. à soupe) d'huile d'olive de première pression à froid

45 ml (3 c. à soupe) de miel

1. Huiler légèrement un moule carré en vitre de 23 cm (9 po) et y déposer les pommes. Ajouter le jus de citron.
2. Ajouter les dattes, les noix et la cannelle ; bien mélanger.
3. Dans un autre bol, mélanger la farine et les flocons d'avoine. Ajouter l'huile et bien mélanger. Ajouter le miel, 15 ml (1 c. à soupe) à la fois, et bien incorporer. Utiliser les mains si nécessaire. Tout le mélange doit être enduit d'un peu du mélange huile et miel. Déposer ce mélange sur les pommes.
4. Cuire au four à 180 °C (350 °F) de 40 à 45 minutes jusqu'à ce que le dessus soit bien doré. Servir tiède ou refroidi.

Crème « pa(s)nglaise »

Donne environ 150 ml
(⅔ tasse)
Végétalien

TEMPS
5 minutes

Cette crème est délicieuse nappée sur un gâteau, des fruits ou encore au petit-déjeuner en accompagnement des crêpes. Régalez-vous !

75 ml (⅓ tasse) de tofu soyeux ferme
60 ml (¼ tasse) de lait de soya
15 ml (1 c. à soupe) de miel non pasteurisé
3 ml (½ c. à thé) de vanille en poudre
5 ml (1 c. à thé) de sirop d'érable
une bonne pincée de cannelle

1. Bien mélanger tous les ingrédients avec le mélangeur à main. C'est tout !

MÉLI-MÉLO

UN GARDE-MANGER BIEN REMPLI

On peut faire n'importe quoi quand on veut et on sait comment. C'est peut-être vrai, mais avec toute la bonne volonté du monde et les compétences, si l'on n'a pas ce qu'il faut à portée de main, on n'y arrivera pas.

Un garde-manger bien rempli est la clé d'une alimentation de base saine, équilibrée, planifiée et variée. Je vous propose donc une liste d'aliments de base que vous voudrez probablement retrouver dans votre garde-manger. Elle n'est pas exhaustive, mais j'espère qu'elle vous donnera des idées. Choisissez vos articles préférés et ajoutez-en d'autres si nécessaire. En somme, adaptez cette liste à vos besoins.

LES LÉGUMINEUSES SÈCHES

doliques à œil noir
fèves adukis
fèves blanches
fèves de soya
fèves lima
fèves mung
fèves noires
fèves pinto
fèves romano
fèves rouges (rognons)
flageolets
gourganes
lentilles
  – orange
  – vertes ou brunes
pois cassés
  – jaunes
  – verts
pois chiches

LES CÉRÉALES

amandes d'avoine
blé mou (à germer)
boulghour
farine à pâtisserie (blé entier)
farine de blé entier
farine de maïs
farine de sarrasin
farine de soya
flocons d'avoine
flocons de seigle
kasha
millet
orge mondé
quinoa
riz brun
  – à grains longs
  – à grains courts
  – basmati
sarrasin blanc
semoule de maïs

LES PÂTES AU BLÉ ENTIER, AU SOBA, AU KAMUT, AUX LÉGUMES ET AUX FINES HERBES

N'ayez pas peur d'essayer des pâtes qui sont faites à partir d'autres céréales que le blé ; par exemple, les pâtes soba sont faites à base de sarrasin. Allez chez votre marchand d'alimentation naturelle et fouinez !

boucles
coquilles
couscous
fettucini
fusilli
linguini
macaroni
nouilles au riz
nouilles soba
pâtes au blé épeautre
penne
rotini
spaghetti
spaghettini
udon

Les conserves

Autant que possible je vous recommande d'utiliser des ingrédients frais ou secs (dans le cas des légumineuses) biologiques. Sur les plans de la nutrition, de la saveur et de la couleur, ça ne se compare pas. Mais il arrive à tous d'être pressé ou de n'avoir rien prévu pour un repas, ou encore d'avoir une envie folle de hummus. C'est à ce moment que les conserves peuvent nous dépanner. Utilisez les tomates en conserve – que ce soit les sauces, les tomates entières, les pâtes ou les jus – avec modération. La tomate fraîche se métabolise alcalin, tandis que les tomates en conserve sous toutes leurs formes sont acides.

bouillon de légumes sans sel
cœurs d'artichauts
cœurs de palmiers
fèves pinto
fèves rouges
flageolets
jus de tomate
maïs en grains ou en crème
olives noires
pâte de tomate
pois chiches
salsa
tomates broyées
tomates en dés

Les condiments et autres

Optez pour le vinaigre de cidre non pasteurisé et le miel non pasteurisé. Essayez les miels aromatisés.

assortiment de fruits séchés
bicarbonate de soude
Braggs
harissa
levure alimentaire
mélasse verte
miels
mirin
moutarde sèche
poudre à pâte sans alun
poudre de caroube
sauce chili et gingembre
sirop d'érable
sirop de malt
sucanat (sucre brut)
tamari
vinaigres
– aux fruits et aux fines herbes
– au miel
– de vin rouge
– de cidre
– balsamique
– de riz
– de xérès
– de vin blanc

Les épices et les fines herbes

Laissez aller votre imagination. Il existe de nombreuses épices et fines herbes autres que le basilic, l'origan ou la vanille. Bien qu'il soit important de les avoir sous la main, je vous recommande d'essayer des épices et des fines herbes un peu plus exotiques. Allez faire un tour dans un marché spécialisé ou, mieux encore, si vous avez la chance d'avoir un herboriste-producteur dans votre coin, allez lui rendre visite. Il vous fera découvrir tout un autre monde avec les herbes, mais aussi les fleurs comestibles. Laissez-vous tenter ! Voici quelques-unes des épices et des fines herbes de base.

aneth
anis
basilic
cannelle
cayenne
cerfeuil
clou de girofle
coriandre
cresson
cumin
curcuma
estragon
fenouil
gingembre
graines de moutarde
laurier
marjolaine
mélisse
menthe
muscade
origan
oseille
persil
piment de Jamaïque
piment fort broyé séché
poudre de cari
poudre de chili
romarin
sarriette
sauge
thym
vanille

N'oubliez surtout pas d'essayer les fleurs comestibles ; elles sont si jolies !

LE RÉFRIGÉRATEUR DE BASE ET LE CONGÉLATEUR DÉPANNEUR

Évidemment, le réfrigérateur déborde de fruits frais et de légumes frais, de germinations et de toutes les bonnes choses que vous achetez à l'épicerie, au marché et au magasin d'aliments naturels. Vous aurez aussi pris soin de cuisiner quelques plats dépanneurs qui sont au congélateur prêts à venir à votre rescousse.

Il y a aussi des aliments de base que l'on veut toujours avoir à portée de main au réfrigérateur ou au congélateur.

LE RÉFRIGÉRATEUR TOUJOURS PRÊT

- câpres
- gomashio
- huiles pressées à froid
  - – olive
  - – canola
  - – sésame
  - – noix
- lactofermentations
- lait de soya
- miso
- moutarde de Dijon
- raifort
- salsa
- sirop d'érable
- soyannaise
- tofu ferme (genre chinois)
- tofu soyeux (genre japonais)
- yogourt nature à 0,1 % M.G.

LE CONGÉLATEUR DÉPANNEUR

- amandes
- assortiment de pains au levain
- bagels
- bleuets
- fraises
- framboises
- graines de citrouille
- graines de lin
- graines de sésame
- graines de tournesol
- maïs en grains
- muffins
- noix d'acajou
- noix de Grenoble
- pacanes
- pains pita
- petits pois verts
- sauce tomate
- tortillas

UNE CUISINE DE BASE SIMPLE MAIS EFFICACE

Il fut un temps où j'achetais toutes sortes de gadgets pour la cuisine. Tout ce qui sortait sur le marché, utile ou non, je l'achetais : un rêve pour les vendeurs. Je me suis rendu compte que beaucoup de ces « outils indispensables » ne faisaient que mettre la cuisine en pagaille, leur utilité étant de ramasser de la poussière et de prendre beaucoup d'espace. J'ai donc décidé de simplifier ma cuisine en même temps que ma vie. Ma cuisine et moi sommes maintenant plus efficaces et frugales.

MA NOUVELLE LISTE D'« OUTILS INDISPENSABLES »

- centrifugeuse
- robot culinaire
- mélangeur et mélangeur à main
- deux moulins à café électrique
- moulin à légumes
- deux moules à muffins (12)
- deux moules à pain
- plat à lasagne en verre de 33 x 23 cm (13 x 9 po)
- moule carré en verre de 23 cm (9 po)
- plat rectangulaire en verre 1,9 l (11 x 7 po)
- deux casseroles de 1,9 l (8 tasses) allant au four
- plat à tarte et plat à quiche (à la limite, le plat à tarte suffira)
- plaque à biscuits et plaque à pizza
- assortiment de saladiers
- une bonne batterie de cuisine comprenant :
  - un grand faitout (ou chaudron à soupe)
  - trois casseroles de 14, 16 et 20 cm (5, 6 et 8 po) avec couvercles
  - un bain-marie pour la casserole de 20 cm
  - une étuveuse pour cuire les légumes à vapeur, pour la casserole de 20 cm (8 po)
- trois bonnes poêles antiadhésives de 20, 25 et 30 cm (8, 10 et 12 po)
- un wok
- ouvre-boîtes manuel
- ciseaux de cuisine
- zesteur
- couteau-éplucheur
- quelques bons couteaux

C'est tout ce dont j'ai besoin et il n'y a rien que je ne peux cuisiner !

LA PLANIFICATION DES MENUS

MENUS DE TOUS LES JOURS

Boîte à lunch

Tasse de gaspacho
Bâtonnets de carottes
Pita Californie

❧ ❧ ❧

1 pomme
Bâtonnets de céleri
Pita du Moyen-Orient

❧ ❧ ❧

Jus de légumes
Salade aux légumes
Tranche de pain au levain
Muffin B et B

❧ ❧ ❧

Crudités et trempette
Salade aux pois chiches
ou salade tricolore
10 noix

❧ ❧ ❧

Tasse de potage aux poireaux
Salade de lentilles germées
Muffins au son et aux dattes

❧ ❧ ❧

Salade aux carottes
Fèves sans lard
Tranche de pain au levain

❧ ❧ ❧

Repas légers

Laitue romaine avec vinaigrette César
Quiche sans quiche aux épinards
Salade aux fruits extra

❧ ❧ ❧

Soupe à l'orge
Pain grillé aux asperges
Gâteau à la mélasse

❧ ❧ ❧

Potage aux carottes et aux pois verts
Salade de brocoli à l'orientale
Tranche de pain au levain
Mousse aux petits fruits

❧ ❧ ❧

Jus de légumes
Asperges thaïlandaises
Tartinade aux lentilles orange ou terrine
Tranche de pain au levain
Yogourt glacé avec coulis printanier
aux fraises

❧ ❧ ❧

Crème de brocoli « rentrée »
Croque-végé ou sous-marin santé
Mousse à la caroube

Potage aux poireaux
Salade de pommes de terre
Tomates en salade, au choix
Brownies

Soupers en famille

Crudités avec trempette au tahini
Ragoût de pois chiches sur riz brun
Brocoli cuit à la vapeur
Tisane de basilic et de menthe

Soupe sicilienne
Grillade de fenouil sur riz brun
Courgettes grillées à l'ail
Sorbet

Gaspacho
Casserole de pommes de terre et de haricots verts
Gâteau à l'avoine et à la caroube

Potage de la récolte
Riz à l'indienne
Sorbet au citron avec coulis printanier aux framboises

Salade de chou de Savoie
Casserole blé de Lima
Yogourt glacé

Salade chopska
Sauté au tofu
Gâteau aux bananes

UNE SOIRÉE ENTRE AMIS

Crème de brocoli
Salade simplement verte
Chili végétalien
Pain au maïs
Salade de fruits extra

Chowder au maïs
Salade aux carottes
Salade verte
Pâtes crémeuses au cari
Sorbet au citron

Potage de la récolte
Salade au brocoli à l'orientale
Ratatouille hivernale
Délice aux pommes

Potage glacé
Salade aux épinards et aux fèves germées
Penne et sa sauce rosée
ou penne primavera
Yogourt glacé et son coulis printanier
aux bleuets

Soupe sicilienne
Salade un peu de tout
Tofu cacciatore sur riz brun
Gâteau aux bananes

Soupe Orient-Express
Épinards crus servis avec la vinaigrette
chaude « Lampe d'Aladin »
Pâté « pas pantoute » chinois
Mousse à la caroube

Salade aux cœurs de palmiers
Salade italo-grecque
Salade de haricots verts ou jaunes
Pâtes et sauce à l'aubergine tomatée
Nos petits fruits macérés

Salade simplement exquise
Asperges thaïlandaises sur nouilles soba
Sorbet
Gâteau à la caroube et à l'avoine

Dîners élégants à l'italienne

Pour 4 personnes

Salade aux cœurs de palmiers sur feuilles de laitue boston

Laitue romaine avec la vinaigrette César

Fusilli all'arrabbiata ou Tofu cacciatore

Sorbet au citron

Mousse à la caroube

❧ ❧ ❧

Pour 2 personnes

Salade aux légumes sur feuilles de laitue frisée

Tomates en salade, une au choix

Risotto al funghi

Ail ail asperges

Sorbet au citron

Brownies

Coulis printanier aux fraises

❧ ❧ ❧

Dîners en tête-à-tête

Potage aux poireaux

Haricots verts à la française

Nouilles soba à l'orientale

Gâteau du temps de la guerre

Sauce « pa(s)nglaise »

❧ ❧ ❧

Velouté de chou-fleur

Carottes au tamari ++

Sauté au tofu sur riz brun ou nouilles soba

Délice aux pommes

❧ ❧ ❧

Dîners à la provençale

Haricots à la française

Cassoulet végétalien

Salade simplement verte

Mousse aux petits fruits

❧ ❧ ❧

Petits pois arc-en-ciel

Ratatouille hivernale

Salade simple et sophistiquée

Gâteau aux bananes avec coulis printanier aux bleuets

❧ ❧ ❧

Dîners à l'espagnole

Gaspacho

Riz à l'espagnol

Petits pois arc-en-ciel

Grillade de fenouil

Mousse aux petits fruits

❧ ❧ ❧

Ail ail asperges

Tomates en salade, au choix

Soupe-repas aux lentilles

Pain au levain

Sorbet

❧ ❧ ❧

BUFFETS

Brunch

Jus de l'île au soleil
Panier de fruits frais
Salade de fruits extra

❧ ❧ ❧

Tartinade au tofu
Quiche sans quiche
Végé-pâté
Fromages

❧ ❧ ❧

Salade aux tomates
Asperges thaïlandaises

❧ ❧ ❧

Muffins au son et aux dattes
Assortiment de pains au levain pour faire griller

❧ ❧ ❧

Tisanes

❧ ❧ ❧ ❧ ❧

Un 5 à 7

Tisane glacée
Eau minérale
Jus
Vins
Infusions aux herbes

❧ ❧ ❧

Crudités et trempette mexicana
Hummus et pointes de pita
Terrine et craquelins

❧ ❧ ❧

Funghi al pomodoro (avec cure-dents, pour le service cocktail)
Quiche sans quiche coupée en petits carrés
Polenta sur son 36 coupée en petits carrés
avec sauce à l'aubergine tomatée comme trempette

Brownies
Gâteau à la mélasse

Un barbecue

Salade chopska
Salade mexicana
Salade aux légumes
Tomates en salade, au choix
Salade aux pois chiches ou salade tricolore
Salade aux pommes de terre et aux haricots verts
Salade aux pâtes

Courgettes grillées à l'ail
Grelots à la paysanne
Burgers au tofu
Salsa à la coriandre ou Salsa d'automne

UNE PARTIE SPÉCIALE

À l'arrivée

Crudités et deux trempettes

Guacamole et tortillas

Pain pumpernickle et trempette aux légumes ou tzatziki

❧ ❧ ❧ ❧ ❧

La table froide

Végépâté gourmet ou tartinade aux lentilles orange

Terrine

Fromage ultraléger à l'ail

❧ ❧ ❧

Salade d'épinards et de fèves germées

Salade de brocoli à l'orientale ou Salade aux carottes

Salade de haricots verts ou jaunes

❧ ❧ ❧

Assortiment de pains au levain

Assortiment de craquelins

Olives

Lactofermentations

❧ ❧ ❧ ❧ ❧

La table chaude

Ratatouille hivernale

Chili végétalien

Pain au maïs

Grillade au fenouil

Sauté au tofu

❧ ❧ ❧ ❧ ❧

Les desserts

Salade aux fruits extra ou Nos petits fruits macérés

Délice aux pommes

Gâteau à la mélasse

❧ ❧ ❧ ❧ ❧

BIBLIOGRAPHIE

ANDERSON, Jean, M.S. et DESKINS, Barbara, Ph.D, R.D., *The Nutrition Bible,* New York, William Morrow and Company Inc., 1995.

Les cahiers saisonniers, les cahiers thématiques et le cahier des propriétés curatives des fruits et légumes du Québec du cours Herbart, par l'Herbothèque, cours en herboristerie, C.P. 180, Ham-Nord, Québec, G0P 1A0.

COX, Peter. *Guide to Vegetarian Living,* Londres, Bloomsbury Publishing Plc, 1994.

En collaboration. *L'Encyclopédie visuelle des aliments,* Montréal, Éditions Québec Amérique, 1996.

En collaboration. *Foods that Harm, Foods that Heal,* Montréal, The Reader's Digest Association (Canada) Ltd, 1997.

FORTIN, Louis-N. *Pensées et Maximes pour notre temps,* tome II, Drummondville, Promotions Mondiales/Les Éditions LN enr., 1994.

FRAPPIER, Renée et GOSSELIN, Danielle. *Le Guide des bons gras,* Montréal, Les Éditions Asclépiade inc., 1995.

FRAPPIER, Renée. *Le Guide de l'alimentation saine et naturelle,* tome I, Montréal, Les Éditions Asclépiade, 1987.

HUMES, James C. *The Wit and Wisdom of Winston Churchill,* New York, Harper Collins Publishers, 1994.

Moosewood Collective. *Moosewood Restaurant Cooks at Home,* New York, Simon & Schuster/Fireside, 1994.

PITCHFORD, Paul. *Healing with Whole Foods,* Berkley North Atlantic Books, 1993.

RIPERT, Pierre. *Dictionnaire des citations de la langue française,* Paris, Bookking International, 1993.

ROBIDOUX, Léon A. *Pensées et Anecdotes des grands de ce monde,* Montréal, Guérin, Éditeur ltée, 1994.

ROSSO, Julee. *Great Good Food,* New York, Crown Publishers Inc., 1993.

THERRIEN-BRUNELLE, Ginette. *Alimentation naturelle, Le guide complet,* Montréal, édité par l'auteure, 1993.

VESANTO, Melina, diététiste, et coll. *Devenir végétarien,* Montréal, Les Éditions de l'Homme, 1996.

Table des matières